超声内镜细胞病理学
实用手册

主　编　周雨迁　佘晓玲　孙　意
副主编　楚　毅　罗　敏　张　洁
主　审　范松青　刘德良

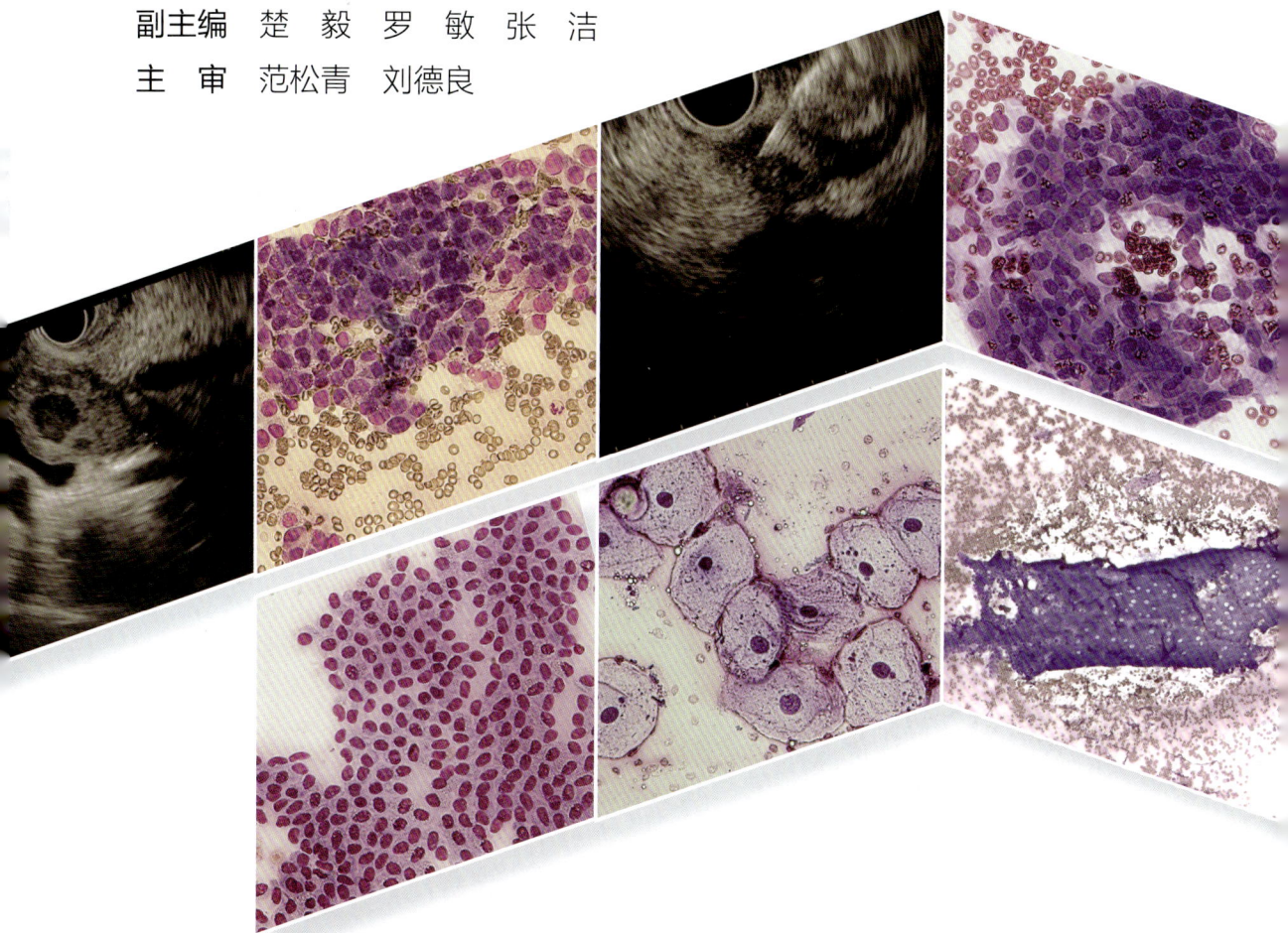

辽宁科学技术出版社
·沈阳·

图书在版编目（CIP）数据

超声内镜细胞病理学实用手册/周雨迁，佘晓玲，孙意主编.—沈阳：辽宁科学技术出版社，2023.5
ISBN 978-7-5591-2618-4

Ⅰ.①超… Ⅱ.①周… ②佘… ③孙… Ⅲ.①内窥镜检—超声波诊断—手册 ②细胞学—病理学—手册 Ⅳ.①R445.1-62 ②R361-62

中国国家版本馆CIP数据核字（2023）第066121号

出版发行：辽宁科学技术出版社
　　　　　（地址：沈阳市和平区十一纬路25号 邮编：110003）
印 刷 者：辽宁新华印务有限公司
经 销 者：各地新华书店
幅面尺寸：185 mm × 260 mm
印　　张：5.75
字　　数：150千字
出版时间：2023年5月第1版
印刷时间：2023年5月第1次印刷
责任编辑：丁 一 郭敬斌
封面设计：顾 娜
责任校对：赵淑新 刘 庶

书　　号：ISBN 978-7-5591-2618-4
定　　价：98.00元

联系电话：024-23284363
邮购热线：024-23284502
http://www.lnkj.com.cn

编委会

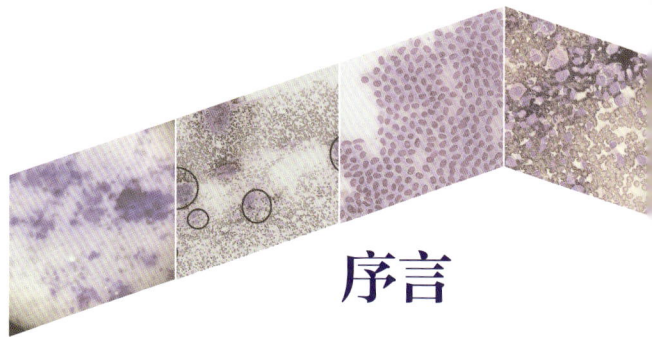

序言

随着超声内镜设备的普及与发展，超声内镜引导下的细针穿刺（EUS-FNA）也在更多医院得以开展。但很多刚开展此项工作的内镜医生，穿刺标本的阳性率并不高，即使进行了超声内镜引导下的细针活检（EUS-FNB），也不能获得满意的结果，从而导致这一技术不能在医院顺利推广。

一例病变的穿刺成功由很多因素决定，比如病变的部位、病变本身的性质、操作者自身的经验与水平等。穿刺针的影响，其实并没有那么大。笔者所在医院的很多进修医生也反映，尽管使用了 FNB 穿刺针，活检的阳性率也并不如预期，原因还与操作者本身对穿刺这一技术的掌握和熟练程度有关。快速现场细胞病理学评估（ROSE）相当于"武功秘籍"，可以帮助超声内镜的新手快速通关速成，缩短这一过程的学习曲线，降低学习难度，快速掌握这一技术并提高水平，从而加深对病变超声特征的理解。内镜医生自己解读病理涂片就是这一"秘籍"的关键。

目前很多专注于消化道早期癌诊疗的内镜医生，通过不断的自学，对消化道癌病理知识掌握的深度与广度也逐渐加深，已经接近部分病理医生的水平。有了病理知识的支持，内镜医生在进行消化道早期癌的内镜诊断和治疗时如虎添翼，游刃有余。遗憾的是，目前市面上仍然缺乏超声内镜相关的病理学著作。既往的病理学专著常常由病理医生撰写，针对的读者也是以病理医生为主，有很多病理学的专业术语，非病理专业的医生通常要花费很大的力气阅读和理解，理解后再运用于临床，更要经过长时间的摸索。

有感于此，本书的撰写，是从一位超声内镜医生学习细胞病理学的角度出发，不追求大而全，而力求小而精，通过精选 EUS 穿刺的典型病例，紧密结合 ROSE 图片，化繁为简，帮助超声内镜的新手快速高效地学习细胞病理学。本书通过 200 余幅图片，帮助大家即使在没有老师的指导下也能学以致用，无须花费太多时间就能掌握相关知识。

本书的内容作为培训教程，经过笔者所在医院的进修医生实践，证明切实可行，方法易学易懂，既学会了超声内镜穿刺，同时也掌握了如何阅读细胞病理学涂片。从事细胞病理学相关的病理医生，也能通过本书了解超声内镜医生的工作，从而大家能更顺畅地沟通，更好地为患者服务。

另外，本书内容虽然以超声内镜的穿刺细胞学为主，但是对广大从事 ERCP 的医生也有帮助。对胆道梗阻性疾病，ERCP 常常要刷检或活检以了解其性质，从而决定植入塑料支架还是金属支架。常规的病理结果耗时较长，而现场快速病理一分钟就能出结果、明确诊断，可以帮助医生快速决策，节省医患双方的时间，提高医疗效率，同时降低医疗成本。如果大家掌握了这一技术，就能举一反三，将其应用到更多的临床场景中。

我们撰写的这本手册，希望能抛砖引玉，为从事消化内镜特别是超声内镜、ERCP以及细胞病理诊断的医生的临床工作，提供一些帮助。由于专业水平以及主客观条件的限制，本书难免有偏颇或错漏之处，敬请各位专家同仁批评指正。

我们医院的ROSE能顺利地开展，要感谢领导、同事与朋友们的帮助和支持。科室主任霍继荣教授、刘德良教授及乐梅先护士长在工作初期，帮我们很快地配齐了相关设备与试剂。病理科两位主任李代强教授、范松青教授，也不厌其烦地给予耐心指导，为我们答疑解惑。消化内科及病理科的各位同事，克服了很多困难，对我们的工作也提供了很多便利与建议。此外，也要感谢来自各地的超声内镜进修医生，他们任劳任怨，经常加班加点地工作，使我们在繁忙的临床工作之余，还能有时间和精力收集本书中众多的精彩病例和图片与大家分享。本书的顺利出版，也得到了辽宁科学技术出版社编辑郭敬斌老师的鼓励与帮助，对此表示衷心的感谢！

周雨迁

2022年11月于长沙

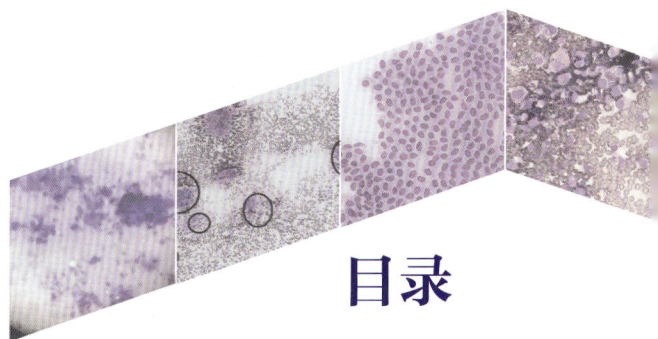

目录

本书英文缩写及中文翻译

CT	Computed tomography	计算机电子断层扫描
EUS	Endoscopic ultrasonography	超声内镜
ERCP	Endoscopic retrograde cholangiopancreatography	经内镜逆行性胰胆管造影术
FNA	Fine needle aspiration	细针穿刺
FNB	Fine needle biopsy	细针活检
IPMN	Intraductal papillary mucinous neoplasm	胰腺导管内乳头状黏液肿瘤
MRI	Magnetic resonance imaging	磁共振成像
MRCP	Magnetic resonance cholangiopancreatography	磁共振胰胆管造影
ROSE	Rapid on-site evaluation of cytology	快速现场细胞病理学评估

第一章 快速现场细胞病理学的基本设备

根据美国癌症学会的定义，细胞病理学是通过散在的细胞或细胞团来诊断某些癌症的学科。而快速现场细胞病理学评估（Rapid on-site evaluation of cytology，ROSE）就是在操作现场制作病理涂片，现场解读，立即给出病理诊断，这一技术主要适用于穿刺操作后获得的标本，包括甲状腺、乳腺、肺部及胰腺等部位的病变。

一、穿刺标本处理的基本原则

超声内镜穿刺的目的是获得明确诊断。穿刺后面临的第一个问题就是如何处理获得的标本，正确进行标本处理才能保证后续获得结果的阳性率和准确率。

标本处理主要包括两部分：涂片与转运（图1-1）。涂片是进行现场解读的部分。转运是将获取的标本送至病理科进一步处理，进行辅助检查和明确诊断。

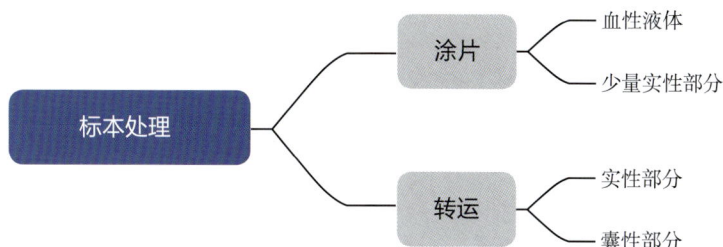

图 1-1 标本初步分类

对于实性病变和囊性病变，处理的方式稍有不同，流程如下（图1-2）。

（1）如果穿刺的为实性病变，建议使用超声内镜穿刺针的针芯或空气将标本推出。

（2）如果是来自囊性病变的标本，由于囊性病变诊断的阳性率较低，建议先用针芯辅助挤出几滴液体于玻片上制备涂片，再将其余液体置入液基细胞学溶液中。

（3）如果有血凝块堵塞针腔，可使用针芯先推出标本于玻片上，然后将其移入装有福尔马林的容器中，以留待后续的细胞块处理，不要试图用这样的标本制作涂片。可使用注射器针头或尖头镊子将肉眼可见的组织碎片与血液分开，然后用另一片玻片的边缘将组织碎片"捡起来"，再将这些碎片制成一张或更多的涂片。这种浓缩的标本可在显微镜下立即检查，以进行快速现场评估。

1

```
                                          ┌─── DQ 染色
                              细胞学 ──────┤
                          ┌──────────────┤   └─── 巴氏染色 /HE 染色
              ┌─ 实性病变 ─┤
              │           │                  ┌─── 免疫细胞学 / 免疫组织学
              │           │   细胞块 / 组织学 ─┤          ┌─── 流式细胞学
              │           └──────────────────┤ 辅助检查 ─┤
    穿刺标本 ──┤                               └──────────┤
              │                                          └─── 基因测序
              │                              ┌─── 液基细胞学
              │              细胞学 ─────────┤
              │           ┌────────────────┤ 涂片
              └─ 囊性病变 ─┤
                          │   细胞块
                          │
                          │                ┌─── 淀粉酶
                          └─ 囊液检查 ──────┤ CEA
                                           └─── 常规 / 生化
```

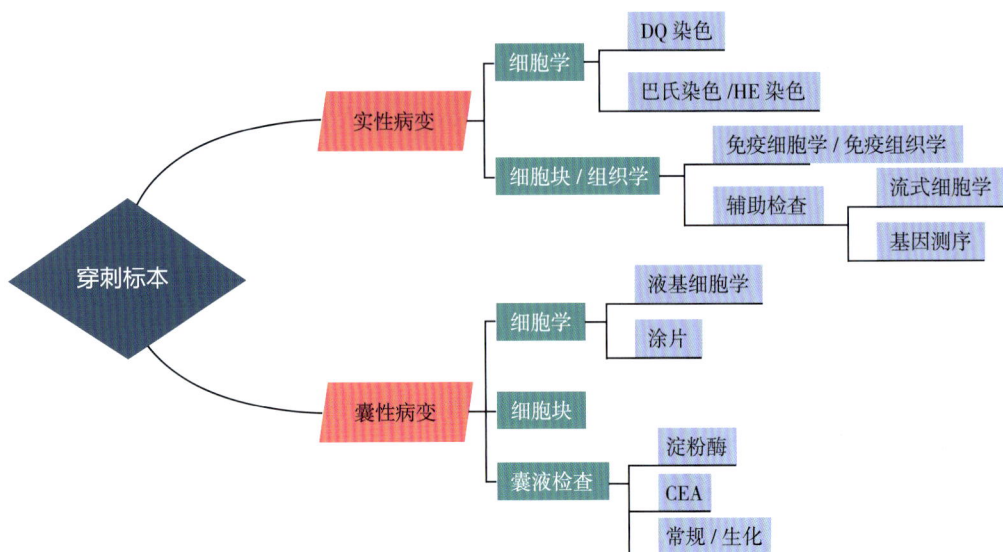

图 1-2　不同性质标本的处理

（4）现场病理是直接涂片（Direct smear），指将新鲜标本直接涂在玻片上。若标本中有凝块，宜采用细胞块（Cell block）或传统组织学方法进行处理。等待留置混有血液的标本残余物在玻片上凝固。将凝血块放入福尔马林溶液，以制备细胞块。

（5）如果有适应证，拟对病变进行额外的研究，如细胞标记物分析、超微结构研究、细胞遗传学、感染源培养、分子学研究以及其他的科学研究，可追加额外的穿刺针数，选择不同的保存液进行标本保存及转运。

二、ROSE所需的设备与材料

所需设备与材料包括：①玻片；②固定液；③染色液；④显微镜；⑤标本盒或标本瓶；⑥注射器或弯头小镊子；⑦铅笔。

1. **玻片选择**：市面上的玻片有很多种，建议选择这种有白边的病理科专用玻片（图 1-3）。

这种玻片的好处是正面有"P"或"+"等字符，提示此面为正面，应朝上放置，免得染色后正反面无法分清，可能将涂有标本的正面反置，导致标本磨损、污染工作台或显微镜台面。而白边的好处是可以在上面标记，可以标注穿刺部位，也可以在有多个患者标本时避免混淆。

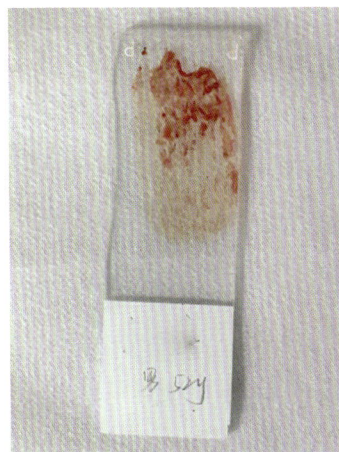

图 1-3　涂片玻片选择

2.涂片制作的步骤与方法：下面所示的方法仅是笔者单位采用的方法，并不代表标准方法，请各位读者根据自己的具体情况参考。

（1）穿刺病变后用穿刺针的针芯推出所得组织，将所得组织平铺于玻片上。用针芯的好处是推出速度可控，当组织量较大时可以方便地将组织转移至另一玻片或标本瓶中（图1-4）。

（2）拔出针芯，用普通注射器抽取5~10mL空气，从穿刺针的针柄处将穿刺针针腔内的残余血水吹出于玻片上，此玻片可用于涂片。由于吹出的血水喷射速度较快，为了避免血水飞溅，污染操作台面，建议用另一块玻片稍倾斜竖立，放置于针尖的前方，以阻挡血水的喷射，防止溢出。此阻挡玻片可用作抹片（图1-5）。穿刺针可用生理盐水或含肝素生理盐水冲洗，冲洗液转入液基细胞瓶中。

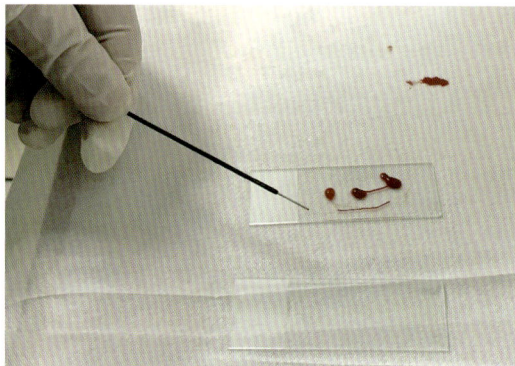

图1-4 穿刺针芯推出标本

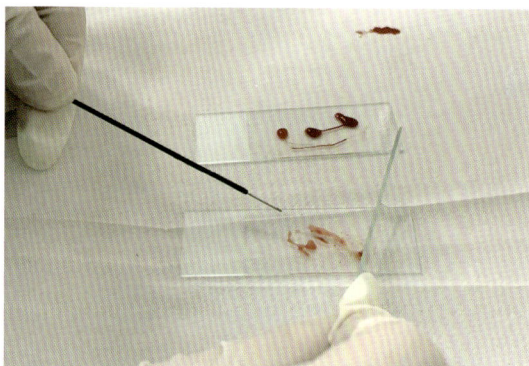

图1-5 空气吹出标本

（3）用两个注射器针头分离所获得的组织标本（图1-6）。用针头切除掉1~2cm的组织条，用于制作现场病理的涂片，剩余的组织标本转入含有福尔马林保存液的标本瓶中送检。血水可用注射器抽取，或直接倒入液基细胞瓶中送检液基细胞学，残余血水用于制作涂片。但笔者在临床工作中，发现血水制作的涂片阳性率较低，除非是穿刺所得的第1针没有实性标本，

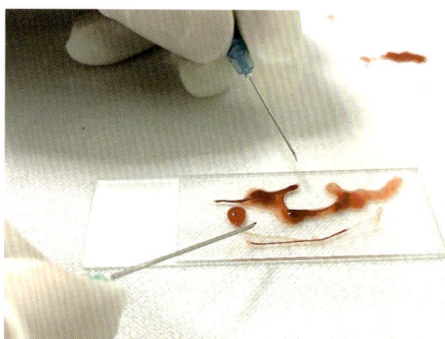

图1-6 标本微切割

就是血水，此时将其直接涂片阳性率很高。为了节省时间，我们习惯用长度为1~2cm的组织条制作涂片，片数2~6张，加上血水的涂片，可达10张左右。组织条制作的涂片，阳性率明显高于血水所制涂片，现场评估时极大地节省了操作医生和后续病理科医生的阅片时间。另外，如果用全部组织条进行微切割制作涂片，一来浪费，二来无必要。现场细

胞学所需的标本量并不是越多越好，应留取尽可能多的组织做石蜡切片。用太多的组织制作涂片时，常导致涂片上的细胞太厚，在显微镜下无法观察。

（4）涂片时建议两张玻片一正一反平行重叠，轻轻由内向外拉动，这样拉出的涂片薄而均匀，有头有尾，便于染色后观察。两张玻片均可用于观察（图1-7、图1-8）。拉完的玻片可先肉眼观察后再置于显微镜下观察。如果肉眼观察到玻片上有细颗粒状物或白色点状物，说明有实性成分存在，显微镜下能观察到细胞成分的概率较高；如果仅是平整的血水，显微镜下细胞数量可能较少，需要花费较长的时间浏览玻片寻找细胞。

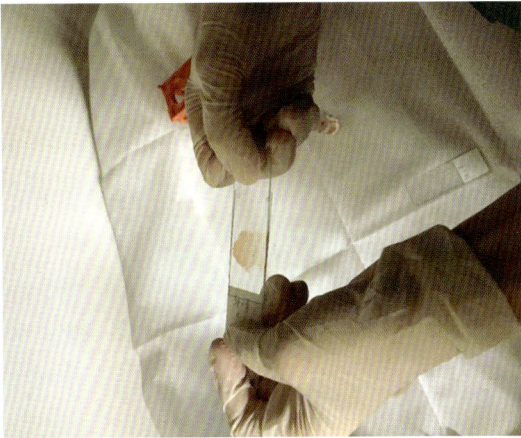

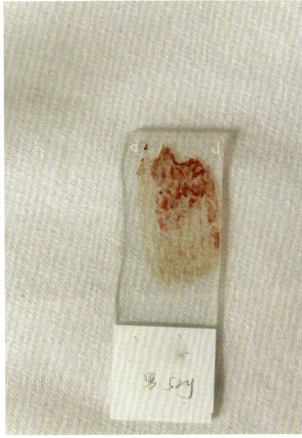

图1-7　涂片方法　　　　图1-8　制成的涂片

如果由外向内拉片，很容易导致污染玻片的白边部分，并且涂片部分不容易拉长，造成涂片会偏厚，显微镜下不容易观察。图1-9为由外向内制成的涂片，推片长度较短。图1-10为由内向外制成的涂片，推片长度适中。

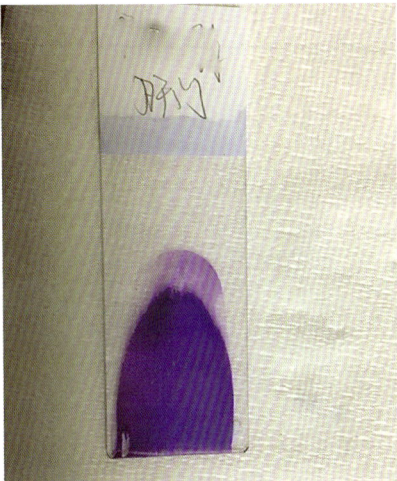

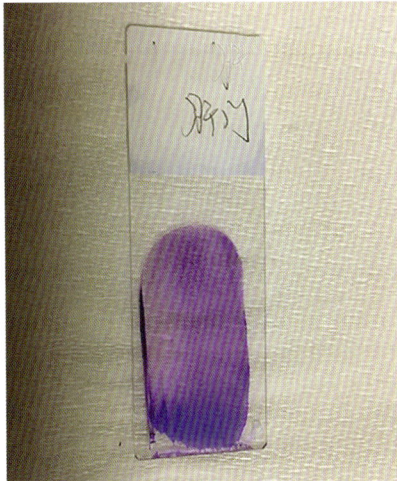

图1-9　由外向内制成的涂片　　　　图1-10　由内向外制成的涂片

（5）标本固定：标本固定的主要目的是保持细胞的自然形态，防止细胞自溶和细菌所致的腐败。固定能沉淀和凝固细胞内的蛋白质，并破坏细胞内的溶酶体，从而使细胞结构清晰并易于染色。标本固定得越快，标本越新鲜，细胞结构越清晰，染色效果越好。

固定方法有干固定和湿固定两种。湿固定通过使组织细胞脱水、蛋白质凝固达到固定目的。常用的固定液为乙醇类液体，有浸润法或包被法。干固定通过空气蒸发的方式达到固定目的。涂片空气干燥后应作甲醇固定，以防交叉感染。在冬天天气寒冷时，可使用吹风机或洗手池旁的干手机来吹干玻片。现场快速病理通常使用干固定。

（6）玻片染色：染色方法是 Diff-Quik 染色（DQ 染色）和巴氏染色。国际上通行的两种现场快速病理 DQ 染色容易操作，出片迅速，一分钟就可以看到结果，染色主要突出胞浆，是目前现场快速细胞学病理采用的染色方法。巴氏染色操作相对复杂，整个流程要半个小时以上，染色主要突出胞核，对鉴别诊断非常有帮助。两种染色方法各有优缺点，有条件的单位可以两者都采用。

巴氏染色主要在妇科宫颈涂片中应用广泛。巴氏染色液相对较贵，刚开展该项工作的同仁可与妇科合作。如果不能获取巴氏染色液，可用酒精固定后行 H&E 染色，然后常规制片，有特殊需求的如免疫组化等，可进一步采取其他染色方法。需要提醒大家的是，如果怀疑患者是淋巴瘤，建议采用 RPMI1640 细胞培养液保存细胞，以方便后续的流式细胞仪检测。

市面上一般有 DQ 和巴氏的套装染色液销售，相对方便。图 1-11、图 1-12 为笔者科室采用的染色液。市场上购买到的染色液，往往是 250mL 或 500mL 的大包装，临床使用过程中不太方便。如果每天的穿刺患者较多，可使用实验室的小玻璃染色缸来分装染色液。如果患者相对较少，也可使用 5 片装的塑料病理标本盒来分装染色液（图 1-13）。这种标本盒染色方便，费用低廉，既可以染色用，也可以作为染色后玻片的运输保存工具，转运玻片，使用完也方便丢弃。

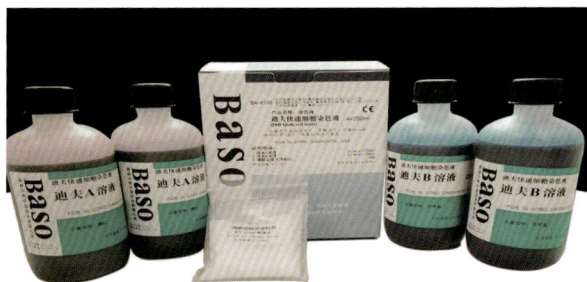

图 1-11　DQ 染色液　　　　　　图 1-12　巴氏染色液

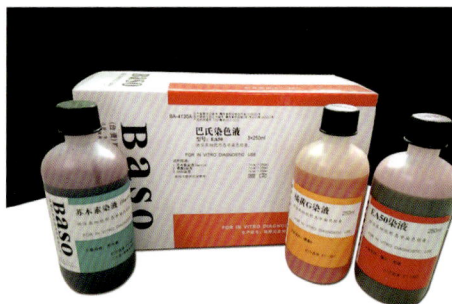

5

图1-13演示的是DQ染色方法的三步法：第1盒浅绿色是固定液，主要成分是甲醇，起固定标本的作用；第2盒主要成分是伊红，主要是染色细胞浆；第3盒的主要成分是亚甲蓝，主要是对细胞核进行染色。三步法的时间总长少于1min。三步法所需时间分别是15s固定，5s染细胞浆，20s染细胞核，最后清水漂洗完多余的染色液就可以在显微镜下观察涂片了。

用这个标本盒放染色液也有一个缺点，就是盒子本身自重太轻，有时容易翻倒，这时可将盒子置入玻璃染缸里，既能固定标本盒，也能防止溢出的染色液污染操作台面。如图中的第1缸所示，将装有固定液的标本盒放置在玻璃染缸里（图1-14）。也可放置在专门的试管架上。

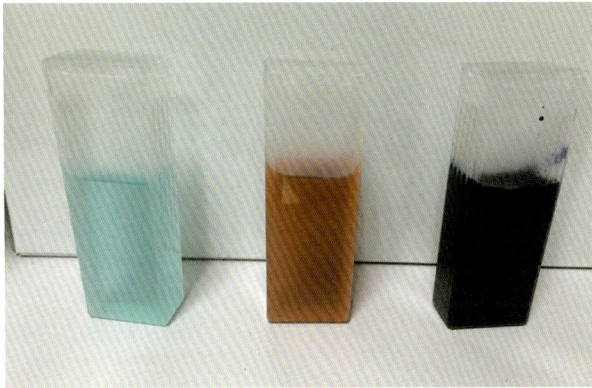

图1-13　标本盒分装好的染色液

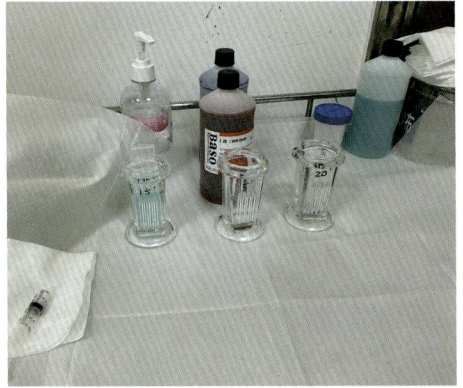

图1-14　玻璃染缸

囊液可放入15mL或50mL离心管中运输，或放入专门的液基细胞病理瓶中（图1-15）。固体标本放置在福尔马林标本瓶中送检。

囊性病变穿刺所得和实性病变稍有不同。对于囊性病变，涂片处理程序是一样的。囊性病变诊断的一个重要步骤是分析囊液。穿刺抽到囊液后先观察囊液的性质，然后可以用玻片或手指进行"拉丝"试验，拉丝试验阳性，常提示病变为黏液性囊腺瘤。囊液进一步送检，以分析其中的CEA、淀粉酶等指标或进行分子

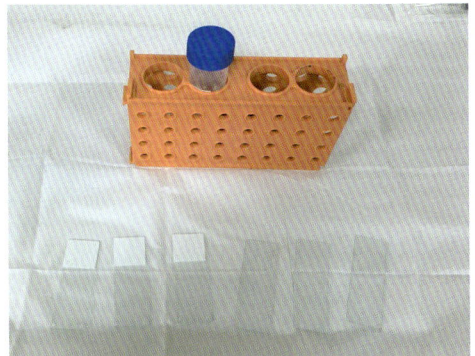

图1-15　离心管与试管架

学检测。囊液也可注入液基细胞学标本瓶中保存送检，以增加诊断的阳性率。玻片上的囊液可以涂片、固定、染色，然后进行分析。

下面为囊性病变穿刺（图1-16）和拉丝试验阳性（图1-17）。

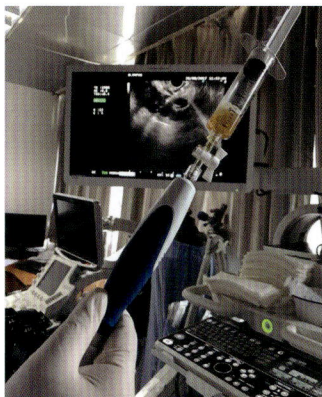

图 1-16 囊性病变穿刺   图 1-17 拉丝试验阳性

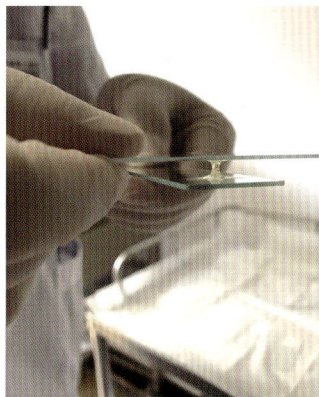

3. 显微镜的选择：显微镜最好选用有双目镜的，它比单目镜更容易观察涂片（图 1-18）。目镜一般固定倍数为 10 倍，物镜常用的规格：低倍有 2 倍和 4 倍，中倍镜有 10 倍和 20 倍，高倍镜有 40 倍和 100 倍。100 倍的物镜是油镜，临床工作通常用不上。物镜和目镜的倍数相乘就是图片的放大倍数，如目镜固定是 10 倍，物镜选择了 20 倍，图片中显微镜的放大倍数是 $10 \times 20 = 200$ 倍。建议大家选择显微镜时高、中、低倍每个镜头分别选择一个，因为每个的作用各不相同。低倍镜视野可对玻片进行全局观察，迅速找到目标细胞群。中倍镜视野可观察细胞的整体排列方式。高倍镜视野则可对单个细胞进行形态观察，了解胞核特征和胞浆的变化。

笔者中心目前配备的显微镜是奥林巴斯的 BX53，常用的 3 个物镜倍数是 4 倍、10 倍、

图 1-18 双目镜显微镜

40 倍。这款显微镜还配备了摄像头和图片采集软件，通过电脑显示屏进行显示，方便快捷，容易保存资料。在对进修学员进行教学时，病变的细胞学特征一目了然，也方便操作者观察屏幕，操作者可决定标本量是否足够，是否仍需要穿刺下一针，从而节省了操作时间。建议有条件的单位尽量配置带摄像头的显微镜。国产和进口显微镜都有这样的产品，表 1-1 为网上查询到的常用品牌，供大家参考。笔者中心仅使用过奥林巴斯和蔡司的显微镜，无其他品牌的使用经验，因此对大家的购买无推荐建议。

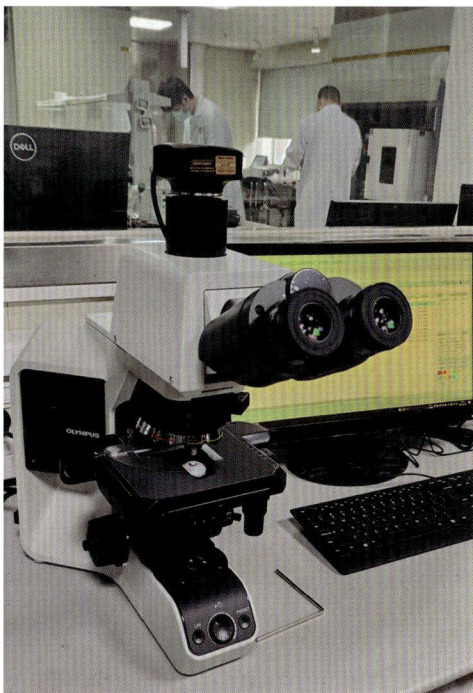

表 1-1 部分显微镜品牌

国产品牌	进口品牌
麦克奥迪 / 厦门	蔡司 / 德国
江南永新	莱卡 / 德国
江西凤凰	尼康 / 日本
Saga 神鹰光学	奥林巴斯 / 日本

显微镜的使用：①将玻片正面朝上放置于载物台；②调节推片器，将玻片推入位于载物台的观察光源孔上；③拨动物镜转换器，选择合适的物镜，一般从低倍镜开始调节；④调节光源的亮度合适后，再调节焦距旋钮，先粗调旋钮使目标细胞进入视野，再进行微调，使目标细胞对焦清晰，随后进行观察摄片（图 1-19）。

如果条件有限，不能配备带摄像头和电脑软件的显微镜，内镜医生可在显微镜下找到目标细胞团后，用手机对着显微镜的目镜拍照，通过微信等即时通信软件，将照片发给病理科医生以协助诊断，可实现快速现场病理。这一方法，就是在缺乏现场病理医生辅助时的"远程病理（Telecytology）"。图 1-20 为手机拍摄的显微镜下胰腺癌穿刺涂片。

4. 标本盒或标本瓶： 如前所述，玻片可选择病理标本盒运输与分装，穿刺所得的固体标本可选择有福尔马林保存液的标本瓶运输，如图 1-21 所示。市面上也有现成的标本瓶售卖，内有保存固定液，可选用。

福尔马林是最常用的标本保存液。根据不同的目的，也可以选择不同的保存液（表 1-2）。

如果要做流式，建议穿刺额外的 3 针，标本收集于肝素化的 PBS 液中，或含有胎牛血清的

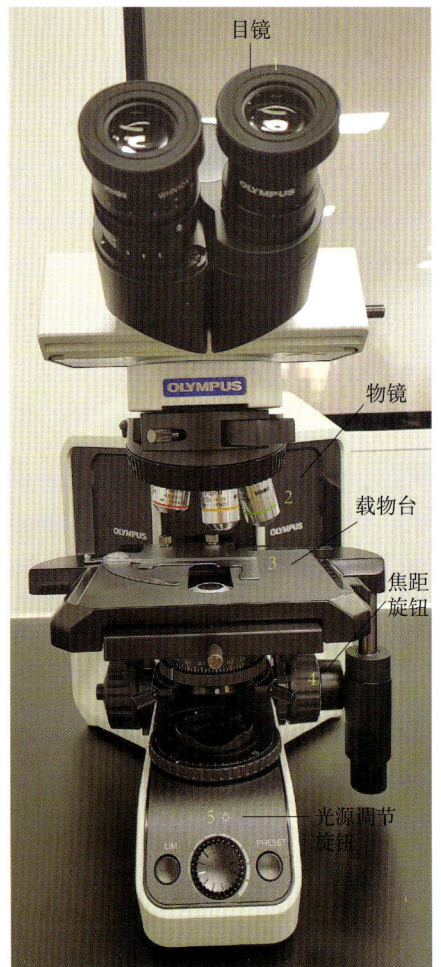

图 1-19 显微镜组成说明

目镜
物镜
载物台
焦距旋钮
光源调节旋钮

RPMI1640 中。据文献报道，流式有助于诊断非霍奇金淋巴瘤，对霍奇金无用。使用肝素的目的是避免血凝块中有用细胞被过滤掉。选择生理盐水和缓冲液做保存液时，应尽快送检，因为细胞不能在这些保存液中长时间保持完整性。

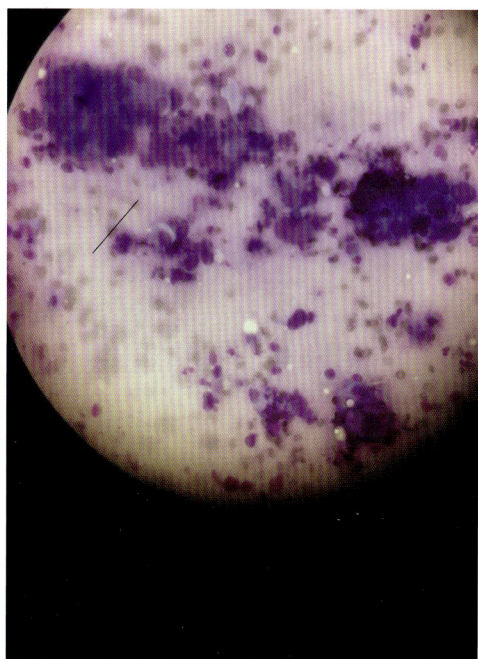

图 1-20　手机拍摄的显微镜涂片

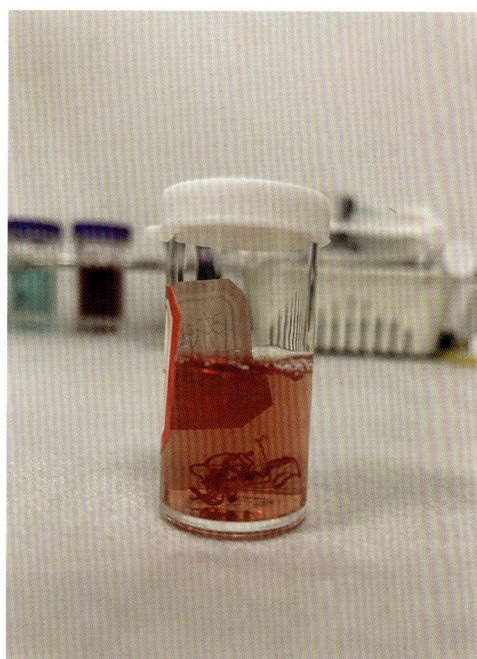

图 1-21　标本瓶

表 1-2　保存液的种类与适用

种类	适用
生理盐水	结核培养
细胞培养液 RPMI1640	结核培养 /PCR/ 流式细胞
10% 福尔马林	细胞块
75% 酒精	结核检查
PBS 缓冲液 /Hanks 液	流式细胞

5. **注射器或弯头小镊子**：注射器以 5mL 和 10mL 使用较多。注射器针头可用来切割或捣碎固体标本，以方便涂片。注射针筒可抽取空气，推出标本或穿刺针针腔中残余的液体。可到医院设备科领取眼科用或实验室用弯头小镊子，以方便拾取固体组织标本和夹取染色后的玻片（图 1-22）。

6. **铅笔与标签纸**：玻片的标注之所以选择铅笔而不是记号笔，是因为铅笔可在玻片的白边上写字做记号分类，而记号笔的墨水很容易在染色过程中被溶解掉或冲洗掉。标签纸可打印或手写患者的信息，方便标本的转运与分类识别（图 1-23）。

所需设备与材料总结见表 1-3。

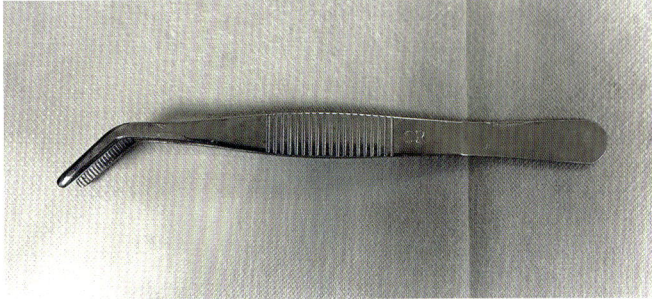

图 1-22　弯头小镊子

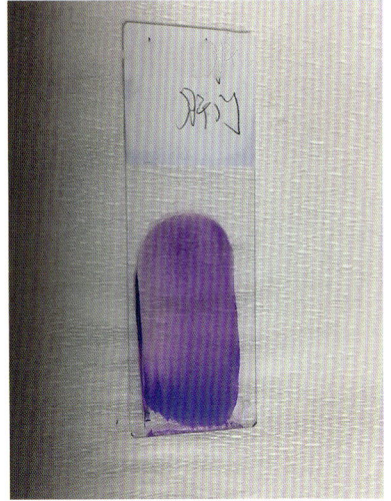

图 1-23　玻片标记

表 1-3　所需设备与材料总结

材料	建议
玻片	以有白边的病理科专用玻片为佳
固定液与染色液	现场病理以 DQ 染色为主，可结合巴氏或 HE 染色
显微镜	以配备有摄像头和图片采集软件的产品为佳
标本盒或标本瓶	可选择 5 片装的病理标本盒
注射器或弯头小镊子	以 5mL 或 10mL 注射器为佳
标记笔	铅笔比记号笔好
其他：试管架、电吹风机、染色缸等	可保持操作台面清洁高效

第二章　快速现场细胞病理学诊断基础

如何阅读和解释涂片，是快速现场细胞病理学的基础与重点。本章介绍一些基本的原则和方法，帮助大家快速入门。

一、阅片的基本原则

当涂片完成染色后，置于显微镜下开始阅片。一般遵循的原则是：

1. **先低倍镜再高倍镜**：先在低倍镜下快速浏览玻片，找到目标区域，再转换到高倍镜下仔细观察目标细胞团块。

2. **先整体再局部**：不同类型的病变有不同的排列和分布方式。先整体观察所获得的细胞排列与分布，得到初步诊断，再观察局部的特征，以进一步验证初步诊断。通过整体观察可排除掉正常上皮的干扰，快速找到目标区域。

如图2-1、图2-2所示，先低倍镜下（10×4）找到成团的深紫色细胞团，DQ染色法会将有核细胞的细胞核染成深紫色，细胞浆染色呈淡紫色。背景当中最密集的是无细胞核的成熟红细胞，所以不会有深紫色的核存在。排除掉红细胞后，大家就可以快速找到目标细胞。

再转到中倍镜下进一步确认是否为我们要找的目标细胞（图2-3、图2-4，10×10）。

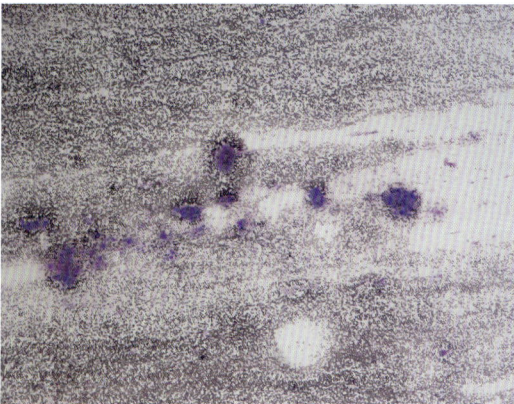

图2-1　低倍镜下找到成团细胞

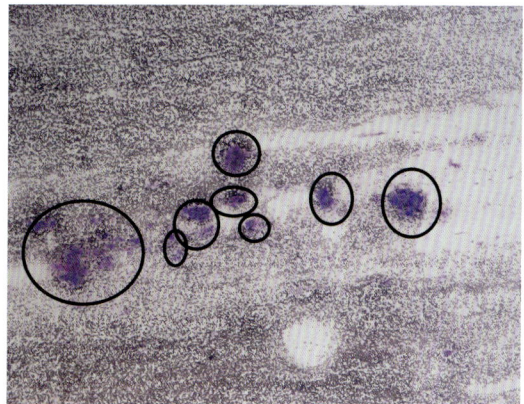

图2-2　圆圈中为目标细胞

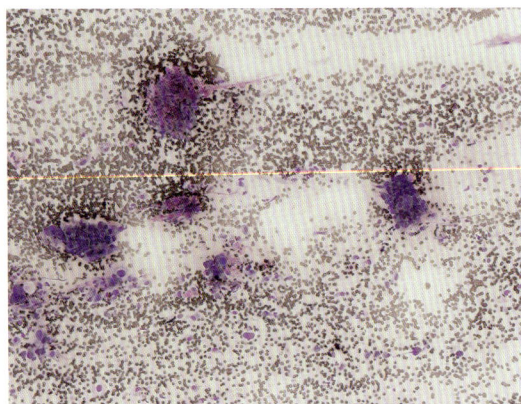

图 2-3　中倍镜下确认

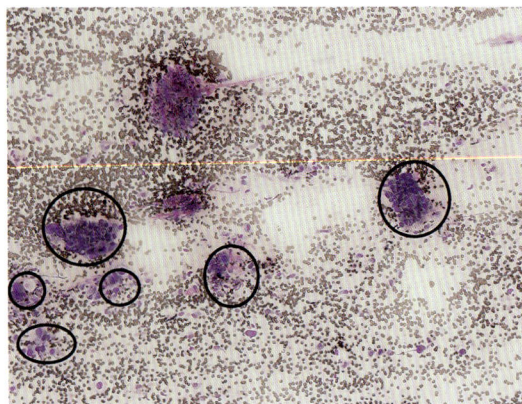

图 2-4　圆圈中为典型细胞

挑选合适的细胞团，进一步观察其排列和分布。确认是目标细胞团后，转换到高倍镜下观察单个细胞的特征（图 2-5，10×40）。高倍镜下观察单个细胞的大小、形态及细胞的核、浆的特征等。图 2-5 中即为一团低分化的恶性肿瘤细胞。为什么说这一团细胞是恶性肿瘤细胞呢？我们会在后面加以解释。

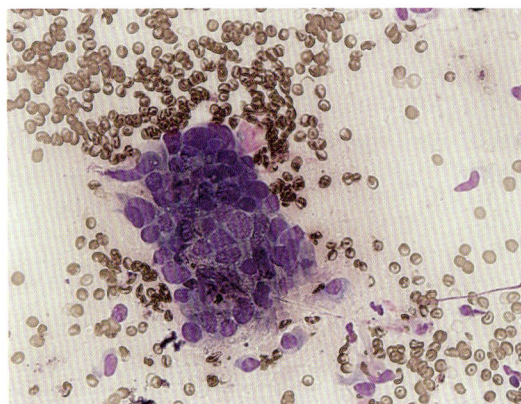

图 2-5　高倍镜下目标细胞

二、低倍镜下需要观察的内容

前面讲了观察涂片应该先低倍镜观察，再高倍镜观察。那么，低倍镜下除了观察细胞团以外，还需要观察哪些内容呢？

1. 细胞密度（Cellularity）：低倍镜下首先应判断细胞密度。所谓细胞密度就是单位面积里或每个视野里的细胞数量。

（1）细胞数量和类型：反映病变性质和判断标本的来源与质量，足够量的细胞提示标本质量满意，高细胞密度往往考虑增生或肿瘤，低细胞密度病变性质可能是炎症，也有可能是肿瘤，估计没有穿刺到位，标本量不够，需要重新穿刺或继续穿刺下一针。细胞类型可帮助判断穿刺部位是否准确。

（2）细胞的背景：观察涂片中有无出血、坏死。如果看到成片或灶性的出血及坏死，称之为阳性背景。阳性背景的出现，往往提示恶性肿瘤的可能性大。据文献报道，每个视野超过 50 个细胞，涂片的质量才算合格。但在临床上，常碰到细胞数量不能满足上述标准的情况，这时就很考验病理医生的诊断水平了。图 2-6 为一张满足诊断标准的涂片，低倍镜下（10×4）细胞数量足够，细胞排列成团，转到中倍镜下（图2-7，10×10）观察可见细胞排列稍紊乱、拥挤，核中等程度异型，这是腺癌的特点。

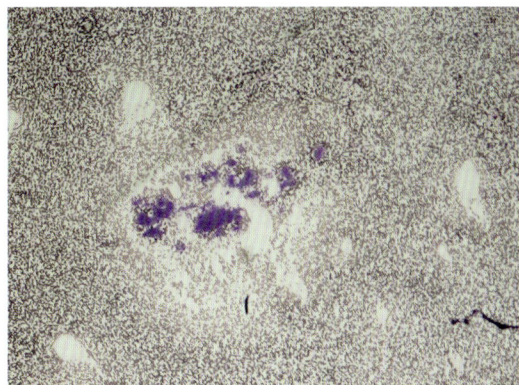

图2-6　低倍镜下判断细胞密度

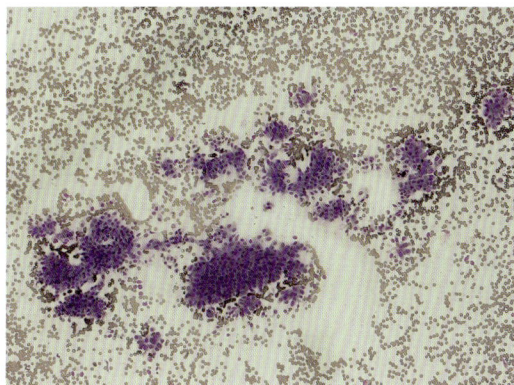

图2-7　中倍镜下观察细胞排列

2. 细胞排列方式

涂片上的肿瘤细胞排列方式一般是两种：成团或散在。成团的排列方式常见于癌，因为癌细胞有成团黏附/脱落的倾向。癌细胞形态各异，大小不等，排列紊乱，失去极性即方向性。散在的单个不成团细胞常见于淋巴瘤/肉瘤，特别是淋巴细胞起源的肉瘤罕见形成巢和聚集。如果既有成团排列的细胞又有散在的单个不成团细胞，常见于神经内分泌肿瘤。

图2-8为淋巴瘤患者的穿刺涂片。低倍镜（10×4）见大量散在的单个不成团细胞，为富细胞性的病变。中倍镜（图2-9，10×10）见细胞形态较均一，胞核较小，圆形，部分细胞胞浆丰富。

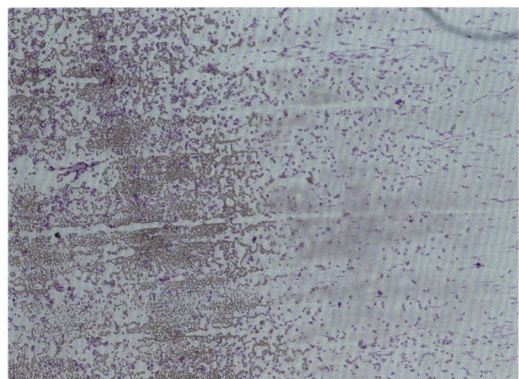

图2-8　低倍镜下细胞散在不成团

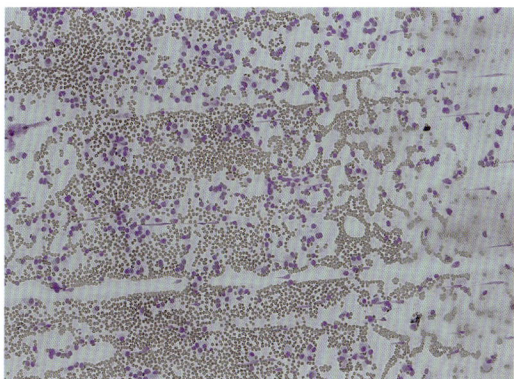

图2-9　中倍镜下确认细胞散在不成团

神经内分泌肿瘤在穿刺时的涂片表现也是一种富细胞的肿瘤，穿刺得到的细胞量常比较丰富，即使是使用25G的穿刺针也能得到满意结果。它的排列方式是既有大量散在的细胞，也有成团的细胞存在。

图 2-10 穿刺的是胰腺的胰岛素瘤，涂片既有大量散在的单个细胞，也有成团的细胞。细胞大小和红细胞差不多，属于小细胞肿瘤（10×4），这种就是分化比较好的神经内分泌肿瘤（G1 期或 G2 期），需要与淋巴瘤相鉴别。

中倍镜（图 2-11，10×10）下排列特征更明显。

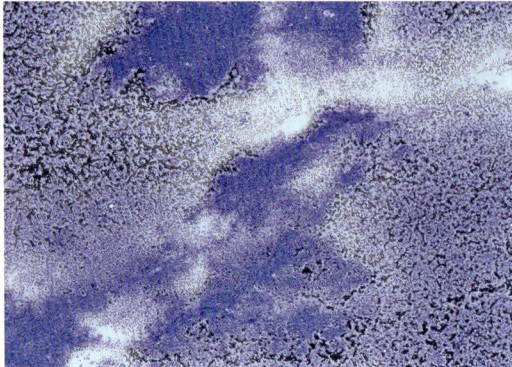

图 2-10　细胞排列有散在也有成团

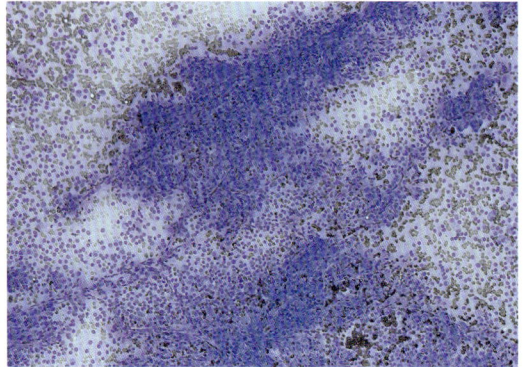

图 2-11　中倍镜下确认

图 2-12（10×10）所示为穿刺腹膜后肿大淋巴结的患者，肿大的淋巴结怀疑是淋巴瘤。但这张涂片从诊断标准来讲是不太合格的，原因就在于细胞数量太少，不能提供足够诊断的支持信息。

某些霍奇金淋巴瘤或弥漫性大 B 细胞淋巴瘤患者的淋巴结会有纤维化，导致获得的淋巴细胞数量不够，注意应重复穿刺病变以获得足够的标本。

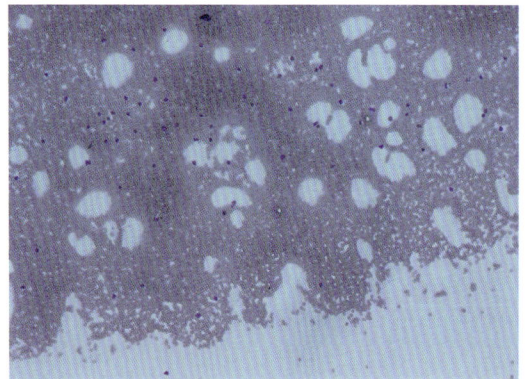

图 2-12　细胞数量太少

三、高倍镜下需要观察的内容

高倍镜下观察的主要内容是单个细胞的形态特征，包括：

（1）细胞边界：清晰/不清晰。

（2）细胞浆特征：量的多少，其内部有无颗粒及色素沉着等。

（3）细胞核和细胞浆的比例，即核/浆比（Nuclear/cytoplasm ratio，N/C ratio），核/浆比增大是肿瘤细胞的一个重要特征。

（4）细胞核的特征：核的形态、染色质状态、核膜、包涵物、分裂象等。

肿瘤细胞最主要的特征就集中在细胞核的变化，因为肿瘤细胞的分裂增殖比正常细胞要多、要快，DNA含量相对正常细胞要多。显微镜下的表现就是胞核的深染，核内染色质粗糙，核膜不规则等。

要想发现涂片上的肿瘤细胞，首先就得认识涂片上的正常上皮细胞。

正常上皮细胞标准，简单总结于表2-1。

表2-1　正常上皮细胞标准

	正常上皮细胞标准
细胞核	直径约10μm
	边界规则
	呈圆形
	染色比胞浆深
细胞浆	染色比背景深
	量比核要多（N∶C增大）

注：表中正常上皮的细胞核大小依细胞类型和细胞分裂的周期不同而有变化，但一般在10μm左右。

正常的上皮细胞也是成团存在的，如下图所示的胰腺导管上皮（图2-13，10×10）。散在成团的导管上皮，排列呈片状或"蜂窝"状二维结构，细胞形态均一，大小一致。细胞核大小均匀，形态也较一致，排列整齐，核与核之间的距离大致相等。

转换到高倍镜下观察，其特征更明显（图2-14，10×40）。细胞团为整齐的二维片状结构，细胞大小一致，细胞的胞浆也比较丰富。胞核大小也一致，排列整齐，方向基本一致，核与核之间的距离也大致相等。

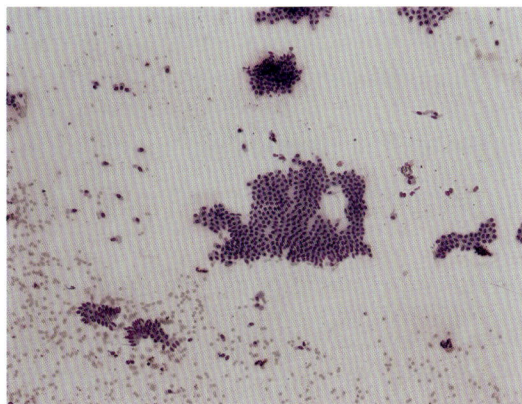

图2-13　正常胰腺导管上皮

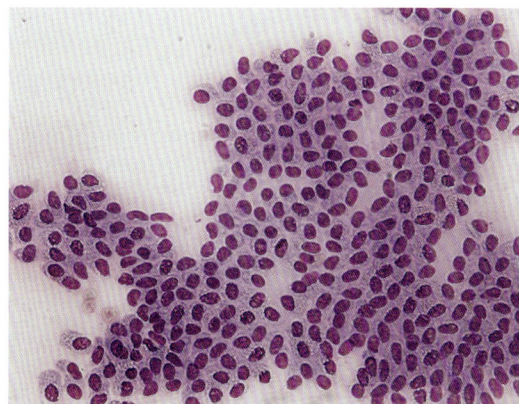

图2-14　高倍镜下胰腺导管上皮

四、肿瘤细胞的特征

恶性肿瘤细胞的部分特征前面已有描述，主要是细胞核的特征变化明显，所以大家应重点关注细胞核，其特征简要总结于表2-2。

恶性肿瘤细胞细胞核的特征，重点是前4项。

表2-2　恶性肿瘤细胞细胞核特征

项目	特征
1	核增大，核浆比失调
2	核深染，染色质粗糙
3	核畸形
4	核大小不等
5	核仁增大、增多
6	核分裂增多或异常核分裂
7	多核
8	裸核

恶性肿瘤细胞细胞浆的特征，主要是第1条，见表2-3。

表2-3　恶性肿瘤细胞细胞浆特征

项目	特征
1	量的异常：胞浆减少
2	形态异常：细胞畸形
3	染色加深、染色不均

肿瘤细胞的分化程度越低，形态与其来源的正常上皮细胞相差越大。由于肿瘤细胞快速增殖，其细胞胞浆内蛋白质增多，导致染色不均。

如图2-15所示为恶性肿瘤细胞的高倍镜涂片（10×40），图中明显可见深紫色的肿瘤细胞核大而不规则，核膜不光滑，核异型明显，胞浆减少，核浆比增大。

图2-16为核仁明显的肿瘤细胞团，深紫色细胞核中央接近黑色的点状为核仁。

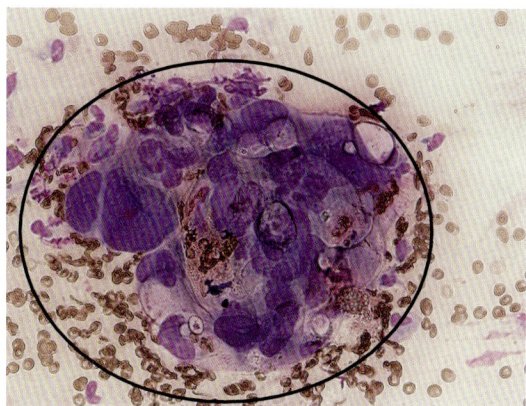

图 2-15 典型恶性肿瘤细胞

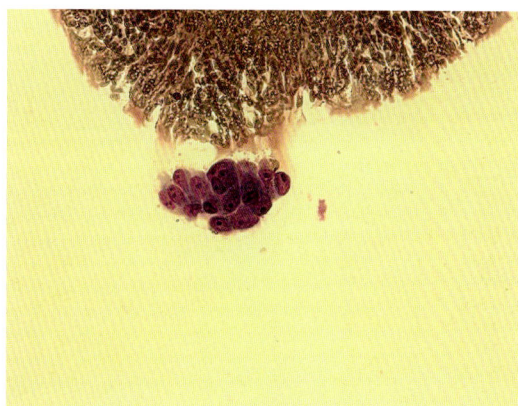

图 2-16 恶性肿瘤细胞核仁明显

为了帮大家记忆，将癌细胞病理诊断标准简化为如下 4 条。

（1）核浆比增大。

（2）核的尺寸大于 $13\mu m$（约大于两个红细胞，正常成熟红细胞直径为 $6.2\sim8.2\mu m$，平均 $7\mu m$）。观察癌细胞时，以红细胞为参照物（内对照）来衡量癌细胞的大小。

（3）细胞核大小不等（同一个细胞团的细胞，其细胞核尺寸可相差 4 倍及以上），细胞排列重叠拥挤、紊乱，失去方向/极性，细胞团由正常平铺的二维结构变成三维的堆积排列。

（4）核染色较深，核膜不规则。

下面逐一介绍如何运用这 4 条标准。

先看第 1 条——核浆比增大。图 2-17（10×40）所示为数个正常食道鳞状上皮细胞，可以见到细胞核较小，位于细胞的中央，周边有大量丰富的细胞浆，细胞核的大小也比较均一。与背景中的红细胞比较，其细胞核尺寸稍大。

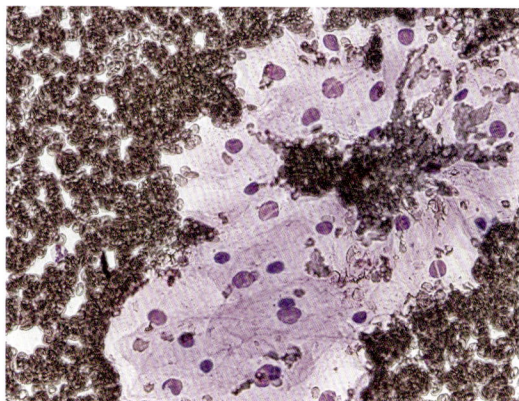

图 2-17 正常鳞状上皮细胞

图 2-18 为高倍镜（10×40）下的腺癌表现。背景中双面凹陷无细胞核的为成熟红细胞，图片左侧为一个单个的鳞状上皮细胞，可见细胞核位于细胞中央，细胞浆丰富，细胞核比红细胞稍大。旁边为一团肿瘤细胞，可见细胞核大小不一，形态各异，排列重叠拥挤，核大浆少，部分细胞的胞核相当于 $2\sim3$ 个红细胞大。

接下来看癌细胞诊断标准的第 2 条——核的尺寸大于 $13\mu m$（约大于 2 个红细胞，成熟红细胞的平均直径约 $7\mu m$）。图 2-19（10×40）为胰腺癌伴肝转移的胰腺肿物穿刺涂片，图片中有成团的肿瘤细胞，胞浆虽然丰富，但细胞核增大明显，相应地核浆比增大。胞核的尺寸大小不一，直径均数倍于背景中的红细胞。同一细胞团中的胞核直径比较，最大核/最小核≥4。这种是恶性程度非常高的低分化肿瘤。

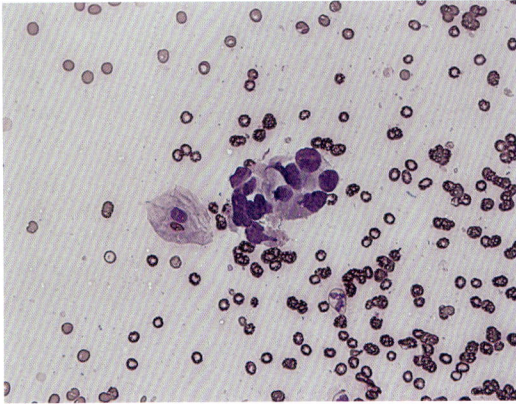

图 2-18　癌细胞与鳞状上皮细胞对比

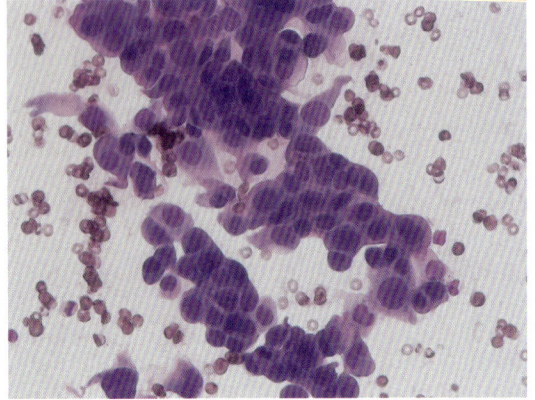

图 2-19　癌细胞与红细胞比较

涂片背景中的红细胞是一个很好的测量标尺。我们在镜下找到的细胞团中的细胞，先将其细胞核与红细胞比一比。如果肿物细胞的核比红细胞大2倍以上，则是癌细胞（淋巴结中的生发中心细胞，胞核也较大，需要辨别注意）。胞核越大，其分化程度越差，即恶性程度越高。如果细胞核的大小接近红细胞，则情况比较复杂，它们可能是正常细胞、小细胞肿瘤如神经内分泌肿瘤、淋巴瘤等，也有可能是高分化即分化好的癌，下结论时要小心。这时应该参考下面描述的诊断标准的第3条，看看它们整体的排列和分布情况。如果还不能明确诊断，那就一定要等待细胞蜡块或组织学的诊断。

另外，当有炎症存在时，局部上皮细胞因炎症的刺激，细胞会出现反应性改变，其细胞核表现得稍微大一点，排列会稍紊乱。此时应关注患者的临床资料，了解有无急慢性炎症因素存在，比如胆总管有结石或胆总管曾置入塑料支架或鼻胆管、感染性淋巴结炎等。因为局部的刺激会导致观察到细胞炎症反应，表现为细胞增大或核增大，需要鉴别这一点，免得误诊为肿瘤。

用细胞和细胞核的大小作为肿瘤判断标准，只适用于上皮来源的癌细胞。EUS 穿刺胰腺肿物所获得的标本绝大多数为腺癌。腺癌是一种细胞核较大的肿瘤，相对容易识别，因而相对容易诊断。但在胰腺肿块穿刺中还可以见到"小细胞肿瘤"。它们主要包括胰腺神经内分泌肿瘤（G1/G2 期）、淋巴瘤、胰腺腺泡细胞癌、小细胞癌转移到胰腺等。这些所谓的小细胞指的该类肿瘤细胞体积相对较小，其细胞与红细胞相比相差不多，相应地它们的胞核也较小。胰腺的神经内分泌肿瘤如图 2-20（10×40）所示。图中细胞浆少，核大小较均一，偏心分布。胞核直径与红细胞相比，相差不多，排列无极性。神经内分泌肿瘤很容易与小细胞的淋巴瘤混淆，但淋巴瘤细胞一般分散，很少聚集成团，细胞核相对较圆。

图 2-21（10×40）为腹膜后肿大淋巴结穿刺所得涂片，图中类圆形紫色核的均为淋巴瘤细胞。细胞分散排列不聚集成团，其胞核与红细胞大小相比相差不多，但大小不一，胞浆量很少，接近裸核状态。

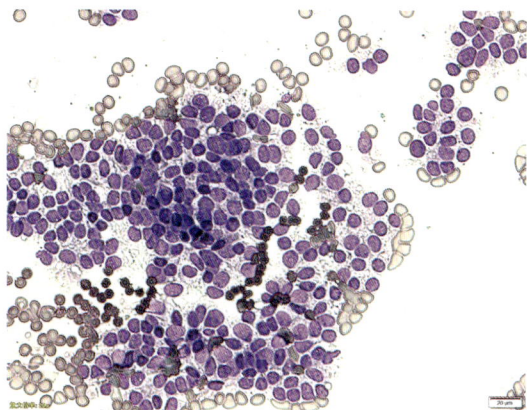

图 2-20　小细胞神经内分泌肿瘤

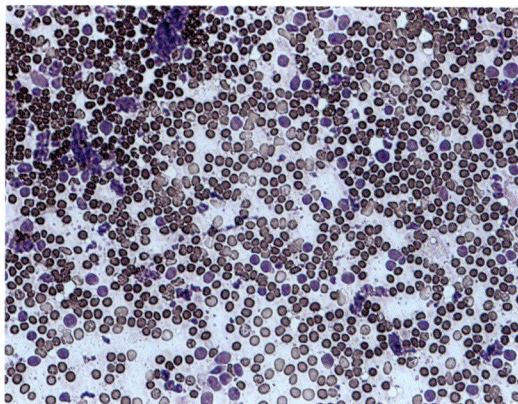

图 2-21　小细胞淋巴瘤

转换到另一视野观察（图 2-22，10×40），上述特征就更加明显。胞浆仅有一点点在边缘，呈"月牙"形。

当神经内分泌肿瘤为 G3 期或神经内分泌癌，以及淋巴瘤细胞分化较差时，它们的细胞会变得较大，核也明显增大，细胞学形态表现与腺癌类似，导致和腺癌鉴别有困难。此外，在排列方式上，它们既有成团排列的细胞，也有散在的不成团单个细胞，但其成团细胞常较疏松，不会形成腺样结构。

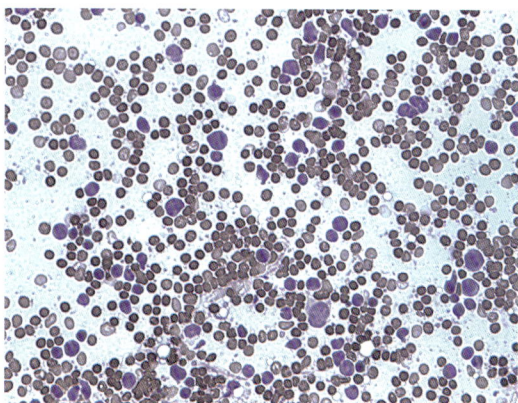

图 2-22　小细胞淋巴瘤

图 2-23（10×40）为高倍镜下淋巴瘤细胞，恶性程度较高，以分散存在的细胞为主，但也有成团存在的细胞，细胞的尺寸大小不一，浆少，大部分呈现为裸核，胞核大小不等。

关于胰腺的小细胞肿瘤，更详细的内容请参阅本书第三章。

癌细胞诊断的标准第 3 条——细胞核大小不等（同一群细胞里不同的细胞核尺寸可以相差 4 倍及以上），细胞排列重叠拥挤、紊乱，失去方向/极性，细胞团由正常平铺的二维结构变成三维的堆积排列。前面的图片已经很好地解释了癌细胞的特点，接下来再看其他的病例。

首先看正常上皮细胞的特征，图2-24为正常的胰腺导管上皮（10×10），从正常上皮的细胞团整体来看，是一个二维的平铺"床单"或"草席"样结构，细胞核大小一致，排列均匀，有一定的方向性，每个胞核之间的间距也比较均匀。胞浆量也比较均匀，胞核和胞浆的比例也比较一致，胞核和胞浆的染色也均匀一致。

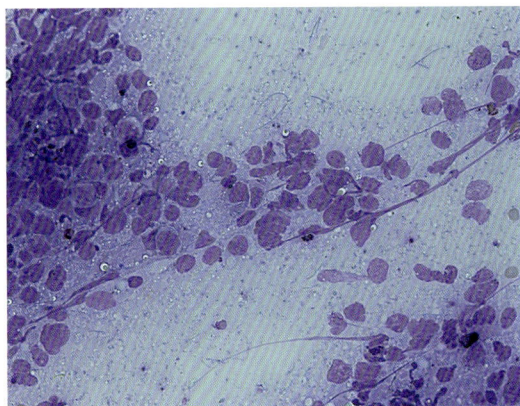

图2-23　高倍镜下淋巴瘤

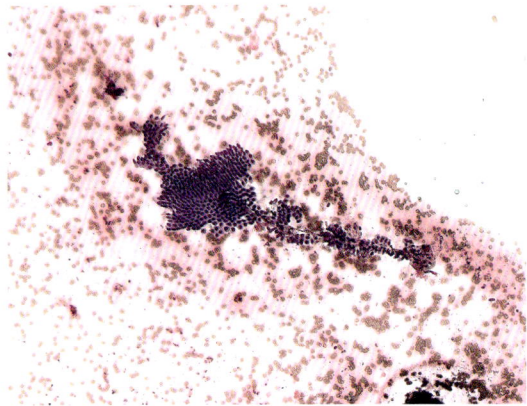

图2-24　正常胰腺导管上皮

高倍镜下正常胰腺导管上皮的特征更明显。细胞浆较丰富，细胞大小和细胞核大小形态较一致，胞核之间的距离分得较开，也较一致，胞核的排列方向即极性也较一致（图2-25，10×40）。

再看1例胰腺低分化导管上皮癌的病例（图2-26，10×10）。明显可以看到这些细胞整体上排列紊乱，重叠拥挤，呈"三维"结构，有点类似于"叠罗汉"，细胞核也大小不一，形态各异，染色深浅不同，细胞排列也失去了方向性。与背景中的红

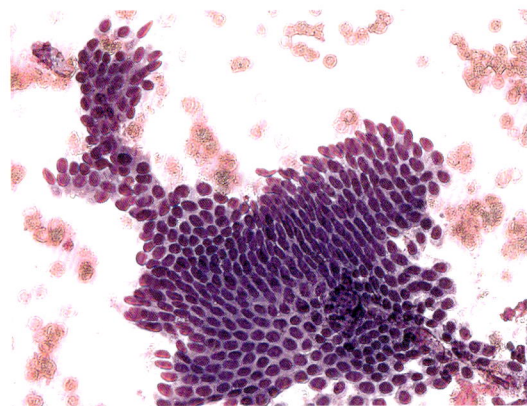

图2-25　正常胰腺导管上皮

细胞比较，可见细胞核巨大（巨核），其尺寸可以数倍于红细胞。胞浆减少（核浆比增大），也可以见到裸核和巨核细胞。

转到高倍镜（10×40）下观察，肿瘤细胞的特征更明显，如图2-27所示。

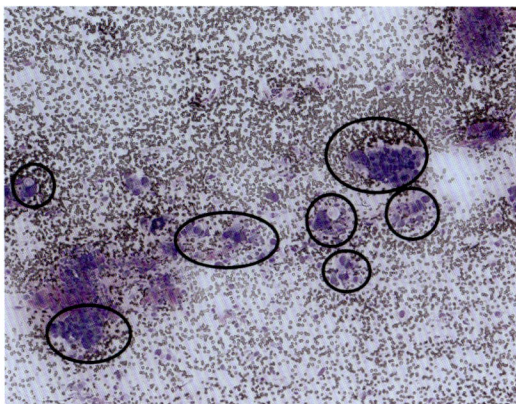

图 2-26 胰腺导管上皮癌

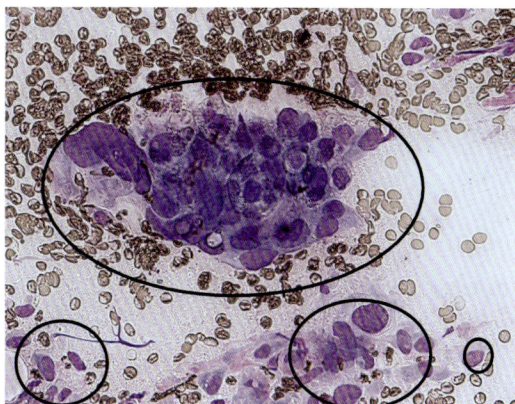

图 2-27 胰腺导管上皮癌

可能有读者会问，我怎么知道是否因为涂片时细胞团没有推开，导致细胞堆积在一起，所以表现为细胞和细胞核的重叠？其实了解了肿瘤的发生，这个问题就很好理解。癌细胞的排列之所以会出现重叠拥挤，是因为相比正常细胞，癌细胞的生长速度较快，在机体有限的空间里，它们无法在一个平面里无限增殖，只能向垂直方向生长，从而导致细胞的重叠拥挤或"堆砌"。即使是因为我们的涂片技术不好，细胞没有推开，在显微镜下观察，正常细

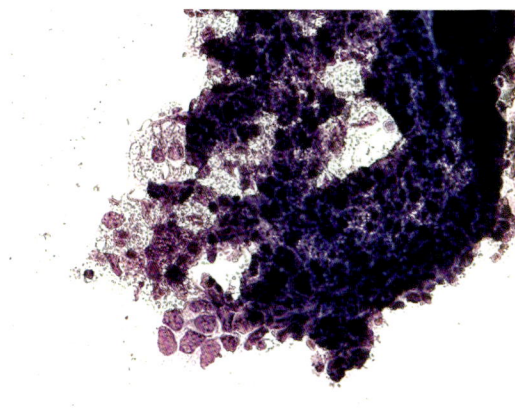

图 2-28 涂片太厚

胞和肿瘤细胞的特征也不同，也能识别它们之间的差异。如图 2-28（10×40），就是涂片太厚，导致细胞堆叠太多无法观察。但是仍然可以在细胞团的边缘看到这些细胞的恶性特征：核大浆少及核浆比增大，核形态异常明显，深染，边缘不光滑，排列紊乱拥挤。关于涂片质量好坏的判断，请参阅本书第五章。

图 2-29 为癌细胞和正常细胞的对比图（10×10），可以帮助大家理解。图中可见上方的多个肿瘤细胞团，下方为一团正常胰腺导管上皮细胞。

癌细胞诊断标准的第 4 条——核染色较深，核膜不规则，这条需要大家在实践中多加练习，多与正常细胞对比才能体会，这里就不展开叙述了。大家可以比较图 2-30 中的正常鳞状细胞和癌细胞。这是一张食道鳞癌的涂片（10×40）。图中右上方单独存在的是一个正常的鳞状上皮细胞，胞核位于细胞中央，大小比背景中的红细胞稍大，形态规则，核膜均匀。而左下方成团的癌细胞核膜明显增厚，核大而深染，染色不均。

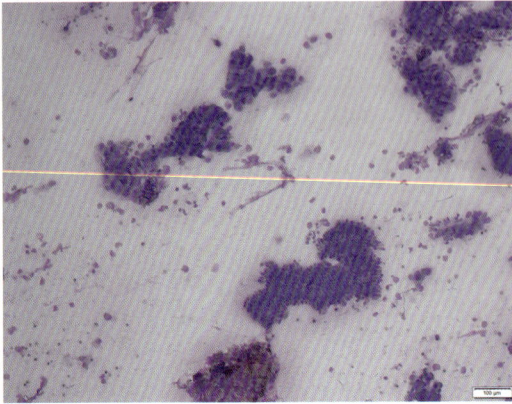

图 2-29　癌细胞与正常细胞对比

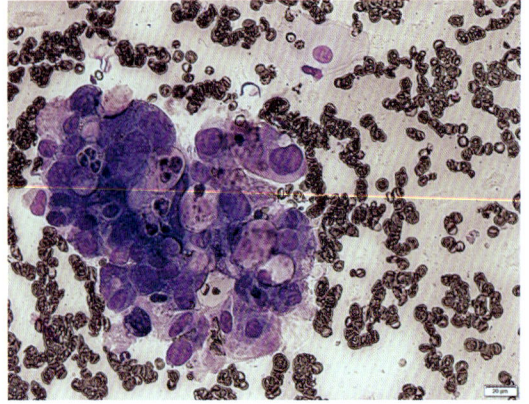

图 2-30　癌细胞与鳞状上皮细胞对比

五、癌细胞分化程度的判断

　　"分化"指的是肿瘤组织与人体相对应的正常组织相似的程度。相似程度越高，分化越好（所谓高分化）；相似程度越低，分化越差（所谓低分化）。一般而言，分化越差，肿瘤恶性程度越高。低分化的癌细胞比较容易识别，而高分化的癌细胞仅仅是排列紊乱，可能有轻度的"东倒西歪"，细胞核稍增大，与炎症有时很难鉴别。中分化的癌细胞细胞核增大明显，排列稍重叠拥挤，但是又不如低分化癌细胞那么明显，形态表现介于低分化和高分化之间。

　　需要注意的是，实性肿块中由于穿刺的区域不同，癌细胞的分化程度可以由高分化到低分化，同一张涂片不同的视野或不同的涂片可能会有不同的发现。图 2-31 为胰腺的高分化腺癌或分化良好的腺癌（10×40）。细胞似乎排列尚规则，细胞浆比较丰富。细胞核虽然大小相差似乎不大，但其排列"东倒西歪"，似"醉酒状"，这是高分化腺癌的特征，需要组织学切片与炎症相鉴别，细胞学明确诊断有困难。

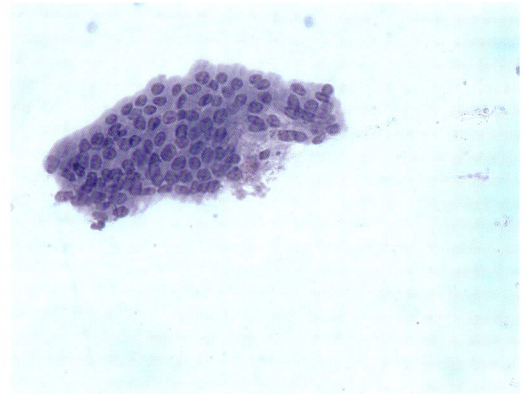

图 2-31　高分化腺癌

　　图 2-32 为胰腺的中分化腺癌（10×40）。可见细胞排列仍呈二维，胞核拥挤紊乱，大小轻度不一，稍有重叠。

　　图 2-33 为胰腺的低分化导管上皮腺癌（10×40）。成团的细胞大小不一，细胞的胞浆明显减少，核浆比明显增大。细胞的胞核形态各异，排列重叠拥挤，同一细胞团里面的胞核大小相差悬殊，可见巨核细胞。

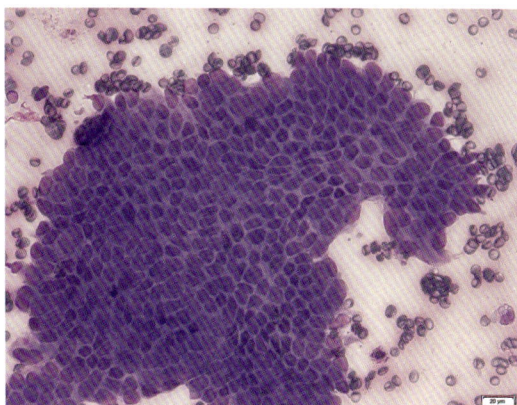

图 2-32　中分化腺癌

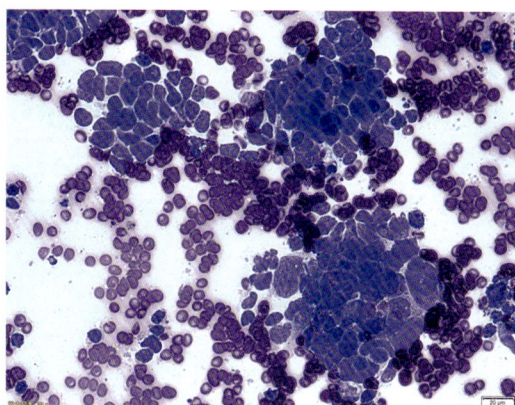

图 2-33　低分化腺癌

六、如何理解病理医生的诊断结论

超声内镜引导下的胰腺及其他部位的病变穿刺，只是 FNA 或 FNB 这一过程中的第一步。如何处理穿刺标本，获得明确的细胞病理学诊断结论，是进行这项操作的最终目的。超声内镜医生可以在现场对标本进行评估，了解标本量是否充分，对病变进行初步的良恶性判断，但最终的明确诊断仍需要病理医生给出。超声内镜医生在自己单位刚刚开展这项工作时，遇到的最常见病理结论，就是标本太少，病变诊断难以明确。

评价样本量是否充分足够，目前除了甲状腺的细针穿刺标本有特定的数量标准外，其他脏器的穿刺并无统一规定。即使是穿刺操作时有病理医生辅助的现场评估，如果最终出具报告的不是同一医生，也会面临意见不一致的情况。这与不同的病理医生自身的经验、水平以及是否受过专门的细胞学训练有关。病理医生诊断胰腺和胆道的 EUS-FNA/FNB 标本，与其他部位如甲状腺和乳腺的细针穿刺标本一样，也依照一致的标准，大致总结如表 2-4 所示。

表 2-4　简化的标本质量分类

分类	标本定义	诊断标准
不能诊断	没有可诊断的有效信息	①囊性病变内容物过少；②实性病变细胞数量稀少
良性病变	有充分的细胞 / 胞外组织用于评估	可见于急性 / 慢性胰腺炎、自身免疫性胰腺炎等疾病时的胰腺或胆道的良性组织
不典型	细胞的胞浆、胞核和结构特征与正常的胰腺 / 胆道细胞不同，但不足以诊断为肿瘤或高级别瘤变	①细胞有挤压伪像；②数量稀少的来源不明小细胞；③急性炎症时的胆管细胞

续表

分类	标本定义	诊断标准
可疑恶性	可见一些有恶性特征的细胞，但数量不足	数量稀少的有典型恶性特征的细胞，黏液囊性病变凝固性坏死中的核异型细胞
恶性病变	数量足够显示病变特征的胰腺癌细胞	①同一细胞团中细胞最大核 / 最小核 ≥ 4；②三维排列；③高 N/C 比；④不规则的核轮廓，突出的核仁，核深染

当超声内镜医生对病理诊断有不同意见时，建议与本中心的病理医生讨论，以促进自己对细胞病理学的理解。另外，内镜医生也应追踪随后的手术切除标本的病理诊断结果，了解最终的病理诊断结果，以提高自己的细胞病理学诊断水平。

本章总结——细胞病理学的诊断思路

图2-34 只是一些简单的规律总结，以帮助大家快速学习和记忆所用，并不代表诊断标准，更具体的内容请参考后续章节。

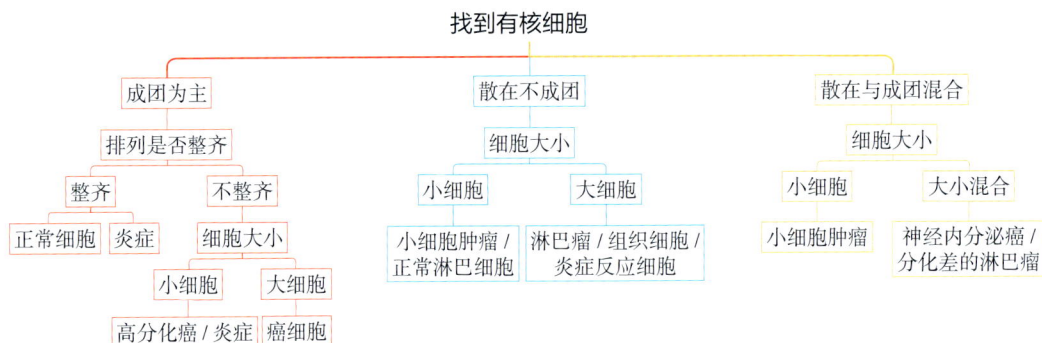

图 2-34　细胞病理学的诊断思路

第三章　胰腺疾病的细胞病理学诊断

本章通过一些典型病例的超声内镜穿刺细胞病理学图片，让各位读者能够综合运用前面一章的知识，自我提升细胞病理学的诊断水平。

由于超声内镜的穿刺是以胰腺病变为主，所以本章的病例基本分为两大类型——胰腺实性病变和囊性病变。相对于实性病变，囊性病变的明确诊断较困难，因为穿刺获得的细胞学标本阳性率低，基本只能依赖形态学进行影像学诊断。但是超声内镜的优势就是可以穿刺获得囊液，通过囊液分析，也有助于胰腺囊性病变的诊断。另外，超声内镜对实性病变的扫查范围还包括胆道、胃肠道、腹腔和腹膜后、盆腔等处的病变，下面将分享一些典型病例。

胰腺的实性病变和囊性病变均包括了肿瘤和炎症两大类病变，病理类型众多，简要总结常见病因如图 3-1。

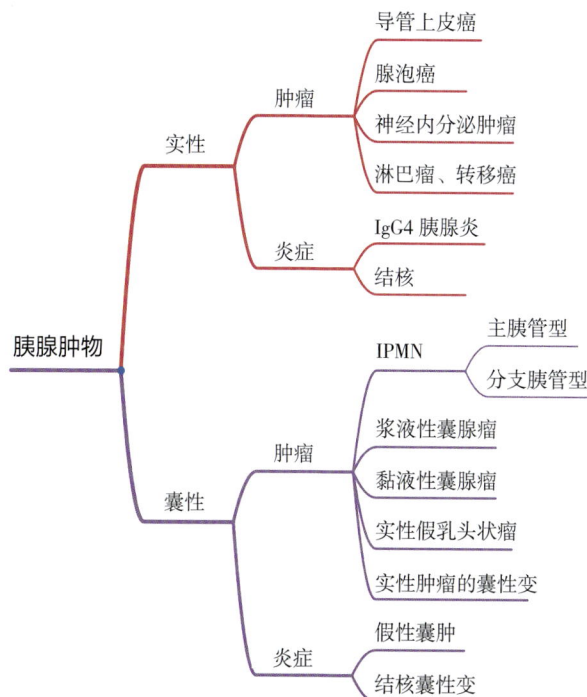

图 3-1　常见胰腺肿物病因

首先介绍胰腺实性病变病例。由于超声内镜穿刺主要的部位是胰腺实性肿块，而胰腺实性肿块病理类型相对不多，80% 以上的胰腺实性肿块其病理是导管腺上皮癌，少部分是神经内分泌肿瘤，胰腺的腺泡癌相对比较少见，大家不认识也不要紧，可以拍下图片向病理科老师请教。良性病变主要是胰腺炎和 IgG4 相关性胰腺炎，所以大家只要掌握了基本类型的病变，就可以应对临床上大部分的情况了。

消化道病变标本通常都是内镜直视下直接活检，无须穿刺。仅少数情况需要穿刺活检，如胃肠道间质瘤、黏膜下的转移瘤，诊断相对简单。胆道腺癌的细胞涂片和胰腺的腺癌涂片镜下形态类似，无须特意学习，将在第四章介绍。

一、实性肿瘤性病变

1. 胰腺实性病变——导管上皮癌

导管腺癌占胰腺癌的 80%~90%，主要由分化不同程度的导管样结构的腺体构成，伴有丰富的纤维间质。

病例 1. 中年男性，腹痛难忍 1 个月，超声内镜（EUS）发现胰腺体部边界不清的低回声肿物，进行腹腔干神经节阻滞镇痛治疗及病变穿刺（图 3-2）。

图 3-3 为 22G 穿刺针穿刺细胞学涂片（低倍镜，10×4），首先找到成团排列的有核细胞。

图 3-4 为中倍镜下（10×10）见成团的细胞排列紊乱拥挤，核大小不一。

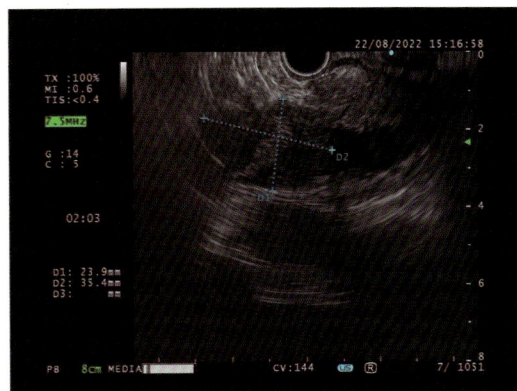

图 3-2　EUS 示胰体低回声占位

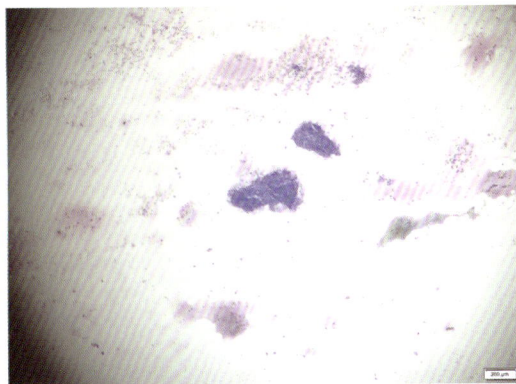

图 3-3　EUS-FNA 见成团细胞

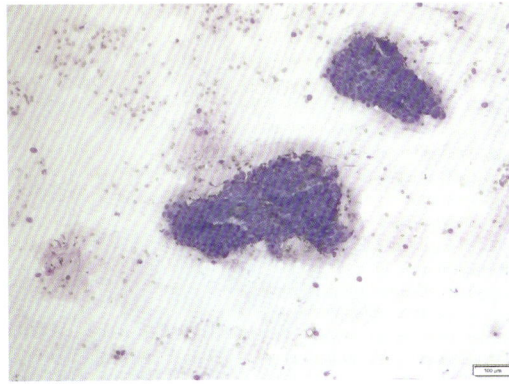

图 3-4　中倍镜下的细胞团

继续放大（图3-5），观察细胞排列及单个细胞的特点（高倍镜，10×40），可见细胞及细胞核大小不一，核大浆少且核大深染，部分细胞可见裸核及核仁，同一细胞团内胞核的大小可以相差4倍及以上。大部分胞核均大于背景中的红细胞，为红细胞的2～3倍大，最大核则为4～5倍。此病例为低分化导管腺癌。

注意观察，同一个病例当中有分化程度不一的肿瘤细胞（图3-6，10×10），右下角为相对正常的细胞；左上及右上为低分化癌细胞。

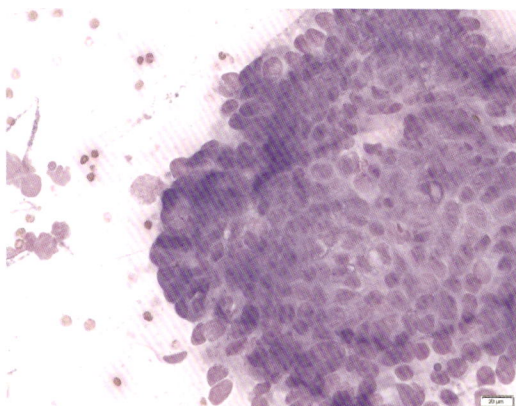

图3-5　高倍镜下的细胞团

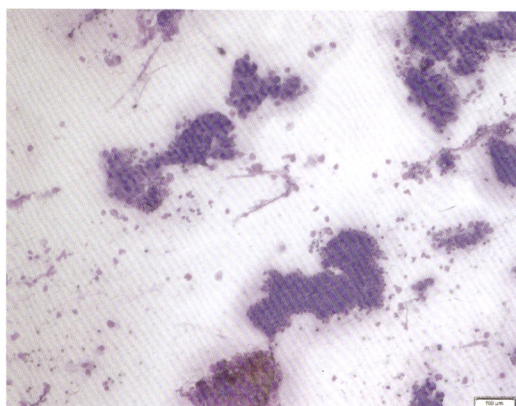

图3-6　肿瘤细胞与正常细胞对比

病例2. 间断梗阻性黄疸患者，内镜发现十二指肠乳头肿大（图3-7），超声内镜扫描见胰头有一直径约1.5cm低回声肿物压迫胆总管下段（图3-8）。以25G穿刺针对病变行FNA。

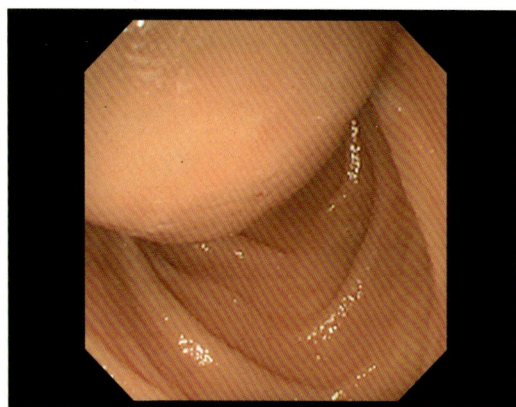

图3-7　内镜下见十二指肠乳头肿大

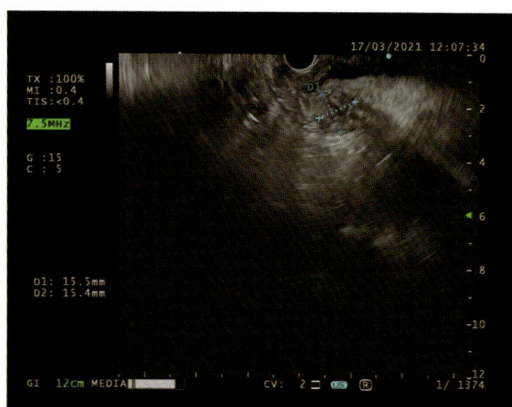

图3-8　EUS见胰头小胰腺癌

现场病理（图3-9，10×40）见成团核大深染细胞，核异型明显，诊断为胰头低分化腺癌。

27

病例 3.患者腹痛 1 个月，超声内镜发现胰腺尾部实性占位（图 3-10）；弹性成像提示病变较硬（图 3-11）。

22G 穿刺针穿刺病变行 FNA，中倍镜（图 3-12，10×10）见大量坏死，散在核异型细胞。

继续观察，另一视野（图 3-13，10×10），见成团排列的核异型细胞，细胞排列紊乱，重叠拥挤。

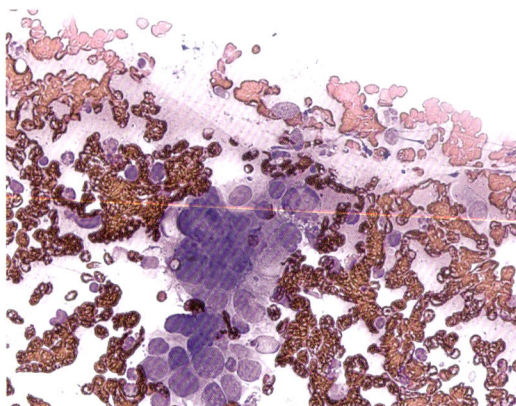

图 3-9　ROSE 见成团癌细胞

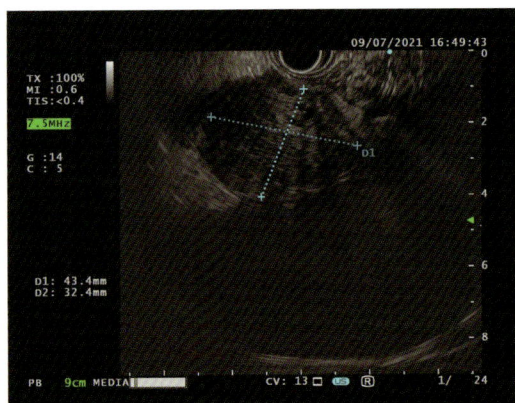

图 3-10　EUS 见胰尾占位

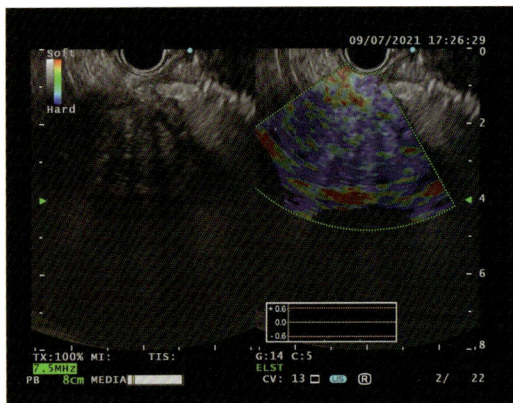

图 3-11　弹性成像提示病变较硬

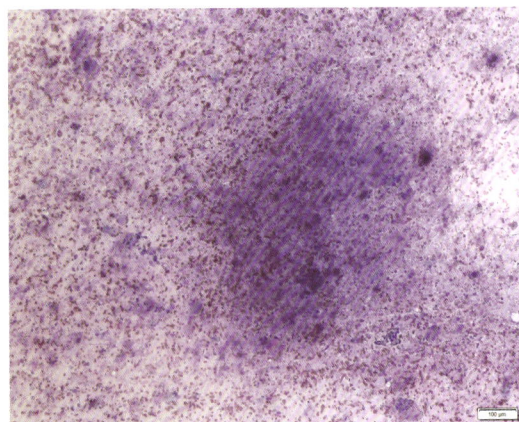

图 3-12　ROSE 见大量坏死

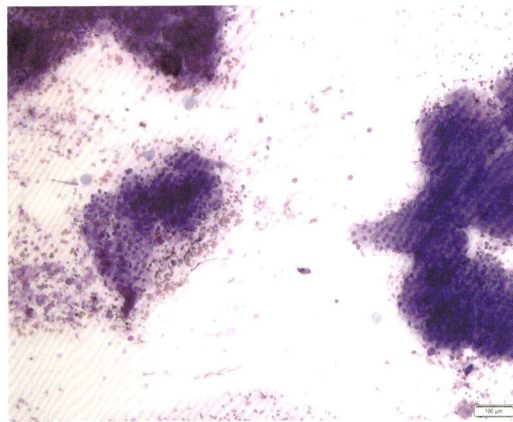

图 3-13　发现核异型细胞

高倍镜（图 3-14，10×40），见成团核异型细胞，细胞排列紊乱，重叠拥挤，核大深染，胞核直径变异较大，大者约为背景中的红细胞 3~4 倍。最终诊断为低分化腺癌。

病例 4. 腹痛患者，EUS 检查示胰腺钩突部等回声肿物，与周围胰腺实质分界不清（图 3-15）。

多普勒精细血流显示内部无明显血彩（图 3-16）。

声诺维超声造影全程无明显强化（图 3-17）。

22G 穿刺针穿刺，高倍镜下（图 3-18，10×40）见细胞排列大致呈二维，细胞核排列东倒西歪呈"醉酒"状，重叠拥挤，细胞核形态大小不一，可观察到胞核比背景中的红细胞明显要大，最终诊断为高 - 中分化腺癌。

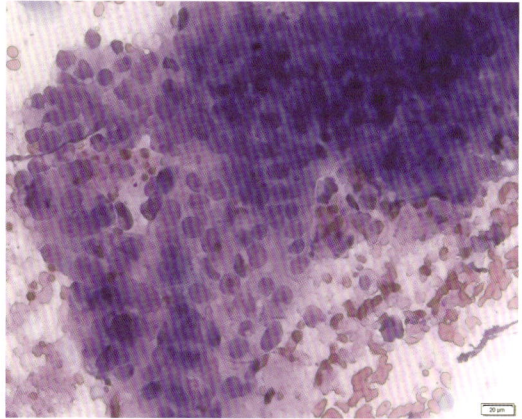

图 3-14　高倍镜下见癌细胞

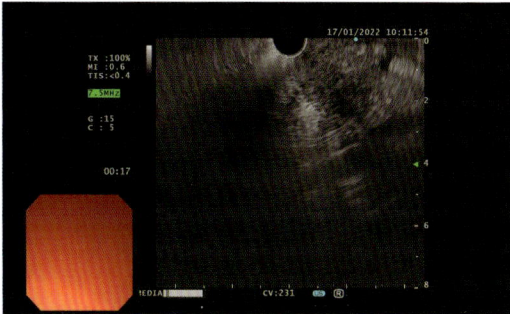

图 3-15　EUS 见钩突肿大

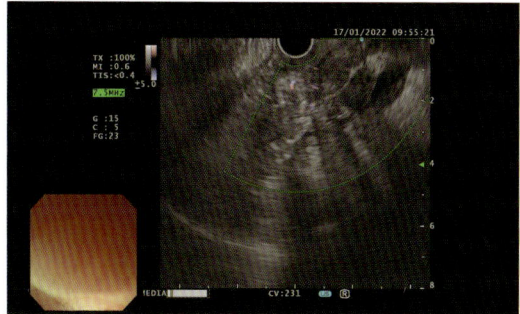

图 3-16　多普勒精细血流检查

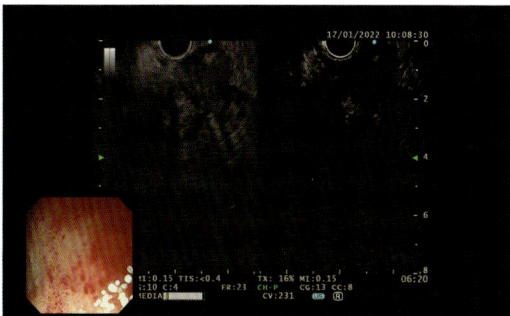

图 3-17　超声造影

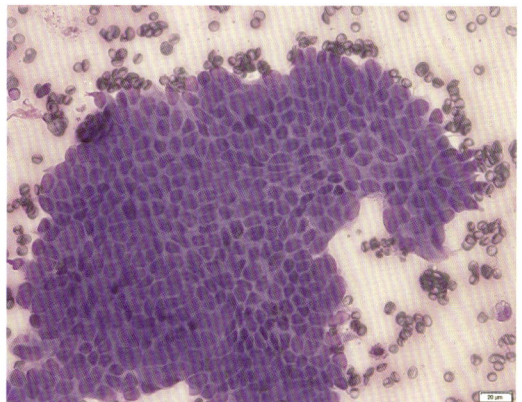

图 3-18　高倍镜下见胰腺癌

2.胰腺实性病变——神经内分泌肿瘤

病例 1. 女性，45 岁，反复神志不清 1 年。EUS 发现胰腺体部直径约 1cm 低回声占位 （图 3-19）。

25G FNA 穿刺针穿刺病变，中倍镜 （10×10） 下见散在及成团的小细胞，细胞大小与背景中的红细胞相差不多。细胞排列中等到高度细胞密度，主要是黏附不佳或疏松黏附的细胞，细胞群体形态单一 （图 3-20）。

高倍镜：松散黏附的细胞群，浆细胞样细胞，胞核大小轻度不均，核浆比稍增大 （图 3-21），免疫组化诊断为 G2 期胰岛素瘤。

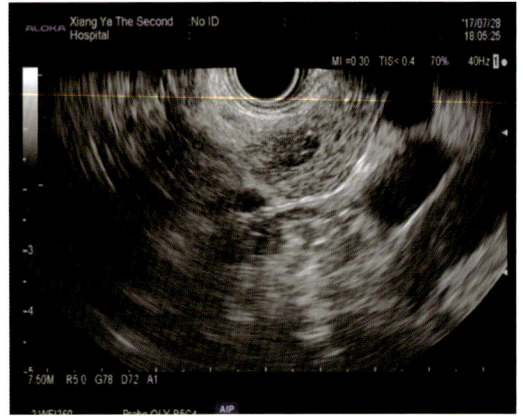

图 3-19　EUS 见胰腺体占位

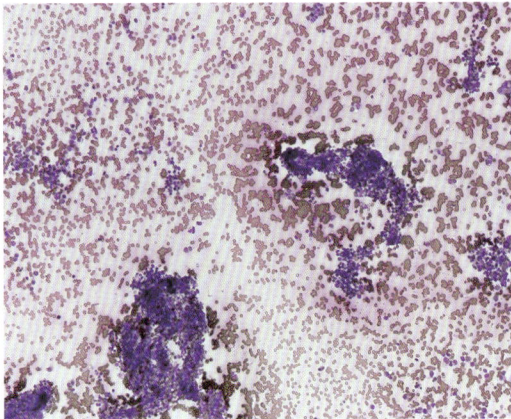

图 3-20　神经内分泌肿瘤

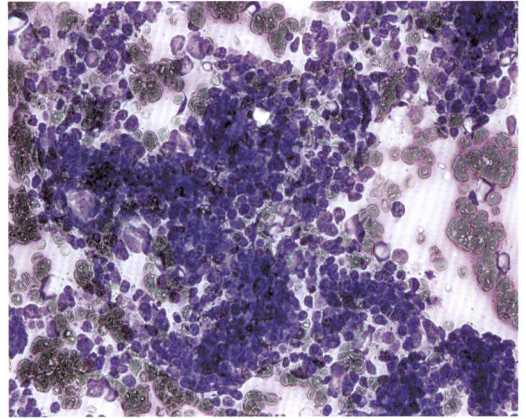

图 3-21　高倍镜下观察

病例 2. 男性，50 岁，多发十二指肠溃疡反复不愈合，诊断为多发神经内分泌肿瘤 1 型。超声内镜发现胰腺体部直径约 1cm 类圆形低回声占位。22G FNA 穿刺针穿刺病变，见涂片片尾散在成团的小细胞，细胞核直径和红细胞差不多 （图 3-22，10×10）。

转到高倍镜视野 （10×40），可见细胞及细胞核均不大，细胞异型性不太明显，细胞核偏位，浆不多 （图 3-23），胃泌素免疫组化染色阳性，诊断为胰腺胃泌素瘤。

病例 3. 腹膜后神经内分泌肿瘤穿刺，可见较多的形态单一的小细胞，背景中类似脂质小滴的空泡样结构为肿胀破坏的红细胞 （10×40，图 3-24），某些胰腺神经内分泌肿瘤富含

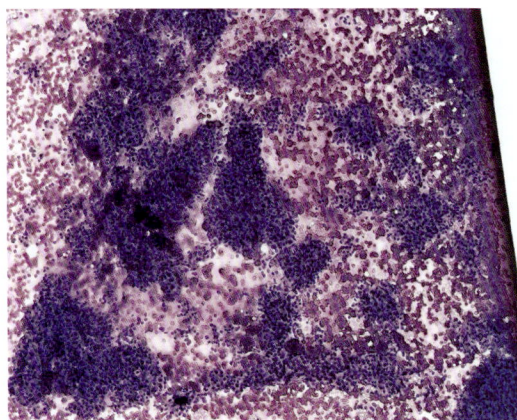

图 3-22　神经内分泌肿瘤

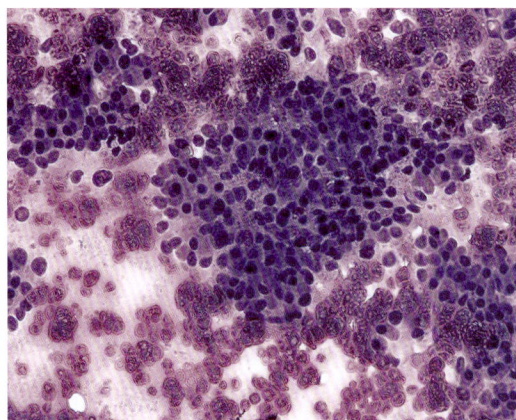

图 3-23　高倍镜下观察

脂质，表现为胞浆内的大量空泡。需注意与某些富含脂质的肿瘤如转移的肾细胞癌或异位的肾上腺皮质细胞相鉴别。

3. 胰腺实性病变——淋巴瘤

病例 1. 中年男性，因腹痛入院。EUS 见胰头一低回声团块影，类圆形，22G FNB 针穿刺（图 3-25）。

高倍镜下（图 3-26）见散在小而圆的淋巴细胞，细胞浆少，细胞大小较一致，细胞核大小差异不显著，但核的轮廓不规则。细胞散在不成团，有时与神经内分泌肿瘤难以鉴别。

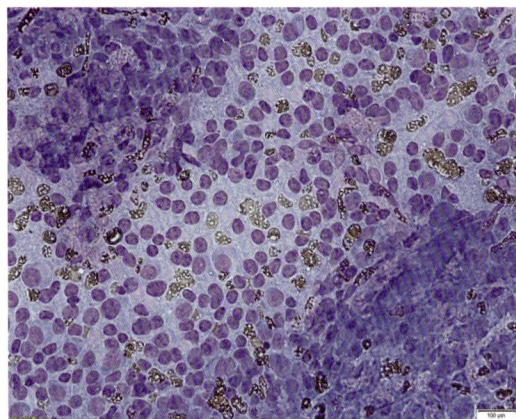

图 3-24　背景中肿胀的红细胞

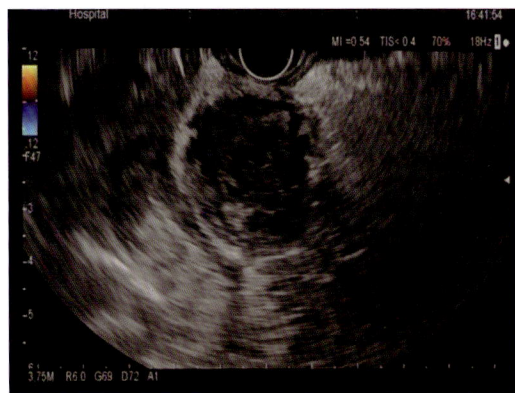

图 3-25　EUS 示胰头占位

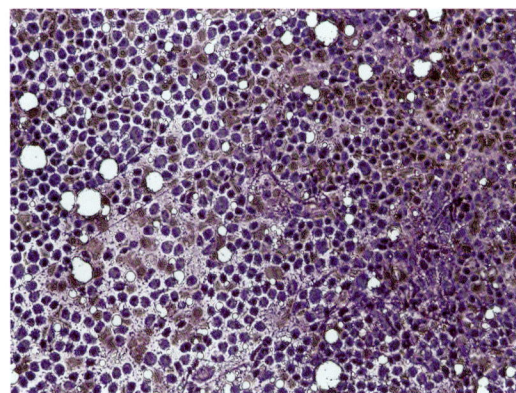

图 3-26　不成团的淋巴瘤细胞

胰腺的淋巴瘤大多属于小细胞肿瘤，需要与胰腺的神经内分泌肿瘤及腺泡细胞癌、小细胞肺癌转移到胰腺相鉴别。但后两者少见，所以常需要鉴别的是前两者（图 3-27）。一般胰腺的淋巴瘤多为小细胞性，圆形细胞，弥漫浸润，细胞大小均一，异型性小。

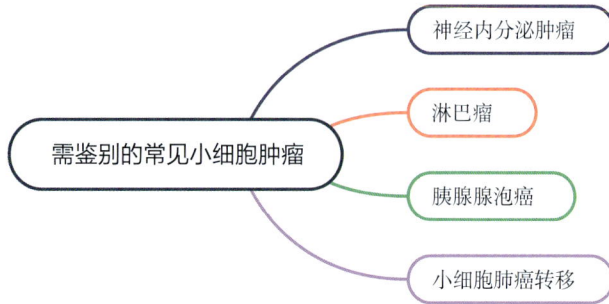

图 3-27　小细胞肿瘤分类

病例 2. 男性，49 岁，腹痛数月入院。CT 发现胰体部肿块，EUS 为乏血供的混合回声肿物（图 3-28）。

22G FNA 穿刺针穿刺病变，发现病变为富细胞的病变，中倍镜下见散在大量小细胞和少量成团黏附松散的细胞（图 3-29）。

高倍镜下见细胞胞浆淡粉红色，胞核形态不均一，细胞核大小相差较大，考虑为神经内分泌肿瘤，最终免疫组化诊断为神经内

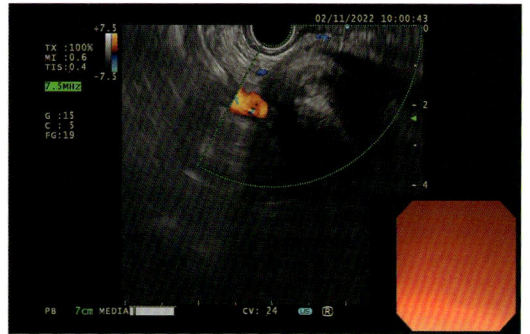

图 3-28　EUS 见胰体占位

分泌肿瘤 G1 期。胞浆当中可见散在的脂肪空泡，大小比较均匀一致（图 3-30）。这种富脂质的神经内分泌肿瘤需要与肾脏转移的透明细胞癌以及异位的肾上腺皮质细胞相鉴别。

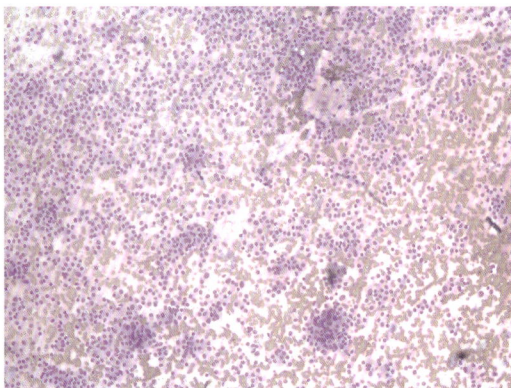

图 3-29　散在的丰富小细胞

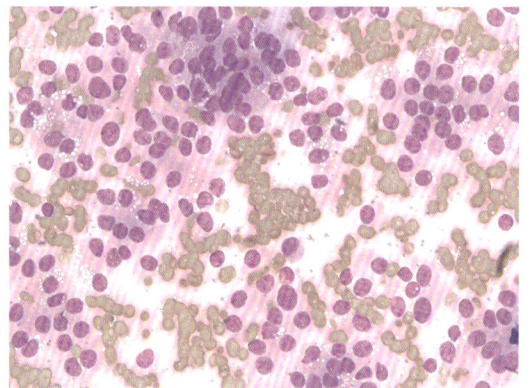

图 3-30　胞浆中见丰富的空泡

对于怀疑为淋巴瘤的患者，建议采用 FNB 针或 19G 的粗针 FNA 穿刺，因为淋巴瘤的诊断需要免疫组化进行分型以指导治疗，FNA 细针获取的组织量常达不到病理科的诊断要求，而单纯的细胞学检查也无法进行淋巴瘤的进一步分型。

病例 3. 女性，58 岁，腹痛 2 个月伴黄疸 1 周入院。CT 发现胰头肿大，超声内镜发现肿物为胰头旁多个低回声肿大淋巴结融合，22G FNB 穿刺针穿刺病变（图 3-31）。

中倍镜下见大量散在分布的蓝紫色淋巴细胞，部分聚集成团（图 3-32）。

高倍镜下见大量密集分布的小而圆的淋巴细胞，细胞胞浆极少，尺寸与红细胞大致相当，考虑为小细胞肿瘤，免疫组化加基因重排等确诊为 B 细胞淋巴瘤（图 3-33）。

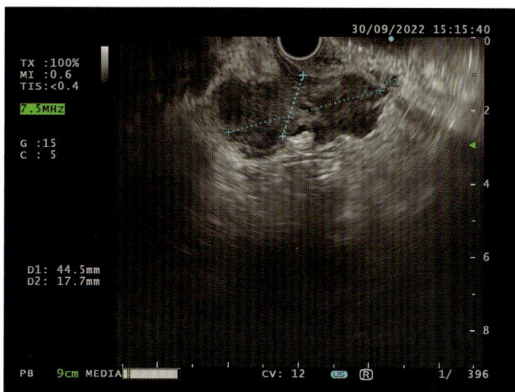

图 3-31 EUS 见融合的淋巴结

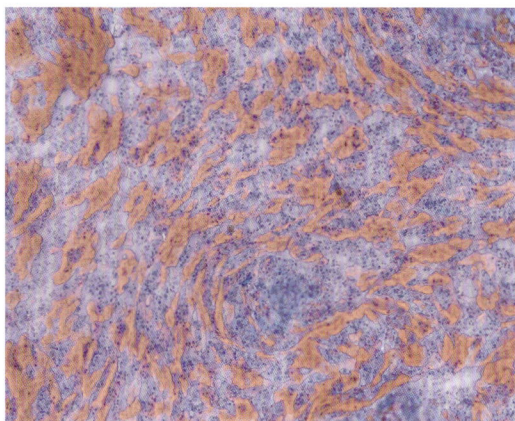

图 3-32 FNB 标本涂片

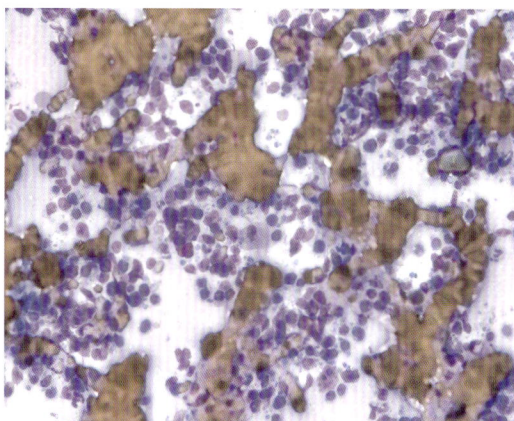

图 3-33 小细胞淋巴瘤

4. 胰腺实性病变——腺泡细胞癌

胰腺的腺泡细胞癌相对少见，诊断困难，占比约为 1%。其细胞大小和正常的腺泡相差不大，有时很难鉴别，需要依赖免疫组化诊断。胰腺癌时往往伴有胰腺腺泡组织的萎缩，所以穿刺时得到的以腺管组织为主，正常腺泡组织不太容易观察到。正常的胰腺腺泡通常呈"葡萄串"样团块状排列，也可以呈"菊花"样排列，形成紧密连接的细胞团。细胞核呈线状排列在细胞的边缘，尺寸比红细胞稍大，胞浆清亮（图 3-34，10×10）。

病例. 男性，71 岁。胰腺体尾部 EUS 扫查，见占位性病变，累及腹腔干和肠系膜上动脉起始部（图 3-35）。

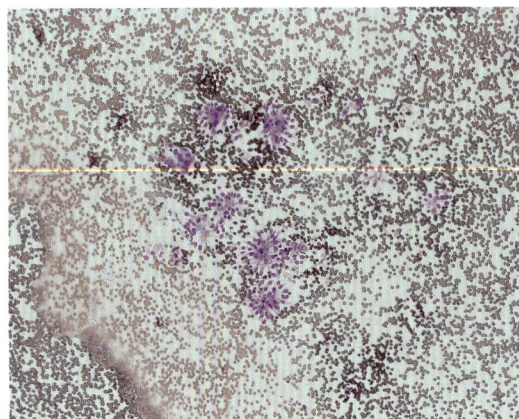

图 3-34　正常胰腺腺泡上皮细胞

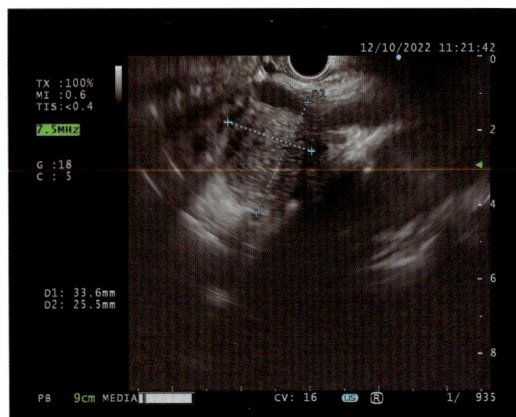

图 3-35　EUS 见胰体占位

由于病变离大血管较近，反复旋镜观察，仅有很小的窗口供穿刺，选择 25G FNA 穿刺针穿刺病变。高倍镜下可见成团的小细胞，与正常腺泡难以区分，但细胞核相对较大，胞浆相对较少，细胞排列紊乱拥挤（图 3-36），类似于"葡萄串"，免疫组化最终考虑为腺泡细胞癌。

但是，正常腺泡组织也可以呈"葡萄串"样排列，从而增加了与腺泡细胞癌鉴别时的难度。

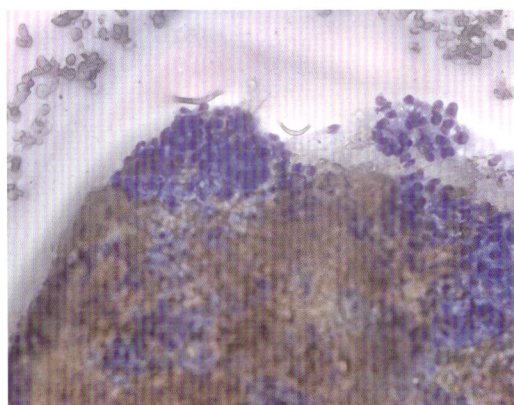

图 3-36　腺泡细胞癌

5. 自身免疫性胰腺炎

自身免疫性胰腺炎可以为肿块型或弥漫性胰腺肿胀，活检需要 FNB 穿刺针获得组织学标本以诊断，细胞学标本不能明确其性质，因为涂片上仅能展示细胞成分，无法观察到组织结构，但是可以帮助鉴别良性还是恶性。

病例 1. 男性，62 岁，梗阻性黄疸患者。超声内镜发现胰腺头部肿胀，呈不均质低回声，血生化示 IgG4 明显升高。超声内镜下胆总管管壁对称均匀增厚（图 3-37）。

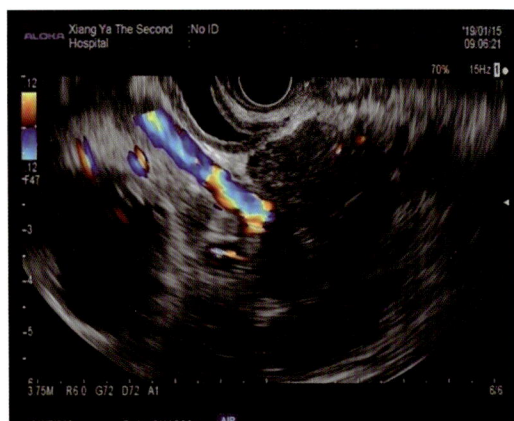

图 3-37　胆管壁对称增厚

22G FNB 穿刺针穿刺胰腺头部，细胞学涂片见中倍镜下（10×10）片状胰腺导管上皮，细胞排列整齐，核大小尚均匀，仅能观察到导管上皮细胞团，无法观察到完整的导管结构（图3-38）。

高倍镜下见细胞大小及细胞核大小较均匀一致，排列大致整齐，胞核的方向性稍紊乱（图3-39）。

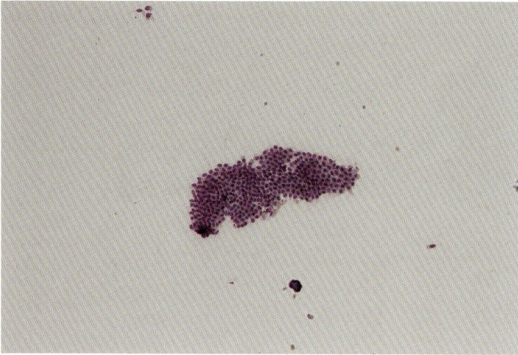

图 3-38　中倍镜下的胰腺导管上皮

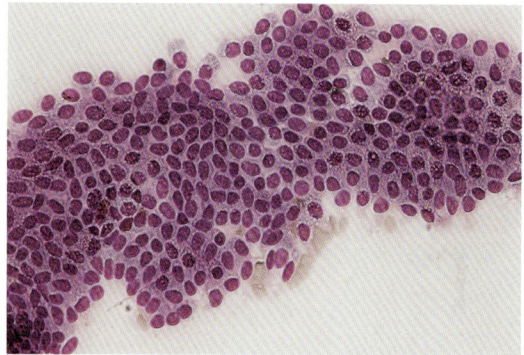

图 3-39　高倍镜下的胰腺导管上皮

病例 2.男性，59 岁，梗阻性黄疸患者。CT 发现胰腺弥漫性增大，以胰头为著，同时合并多发腹膜后肿大淋巴结，血中 IgG4 也明显升高。

EUS 示弥漫性肿大的胰头（图3-40），多普勒显示肿物内部无明显血彩。

EUS 弹性成像提示组织质地较硬（图3-41）。

继续扫查，腹膜后发现有多个肿大的低回声淋巴结（图3-42）。

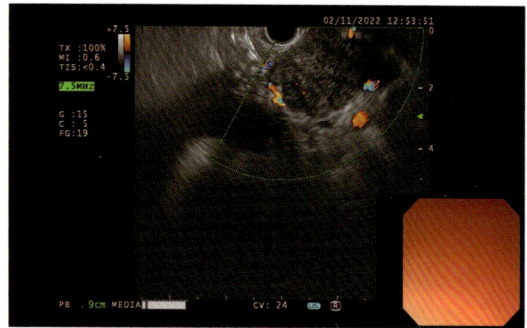

图 3-40　EUS 见胰头肿大

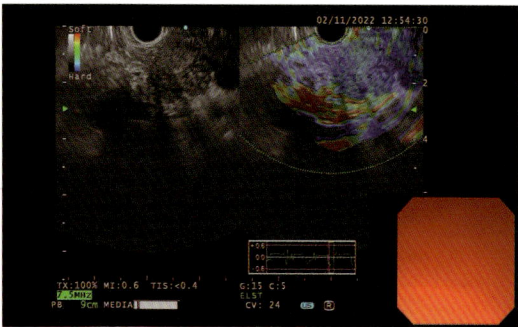

图 3-41　弹性成像

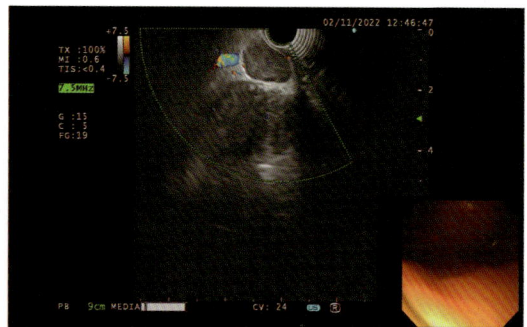

图 3-42　肿大的淋巴结

以 22G FNB 穿刺针分别对肿大的淋巴结和胰头穿刺。在淋巴结穿刺涂片的大量小淋巴细胞中发现少量大核细胞（图片左上角淡紫色的细胞），胞浆非常少，细胞形似裸核（图 3-43）。

高倍镜下继续寻找，发现了更多大核细胞，结合组织学标本，考虑为淋巴结生发中心来源的细胞（图 3-44）。

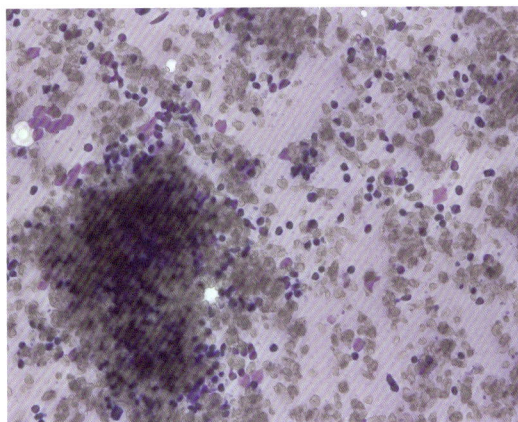

图 3-43　小淋巴细胞中混杂大核细胞

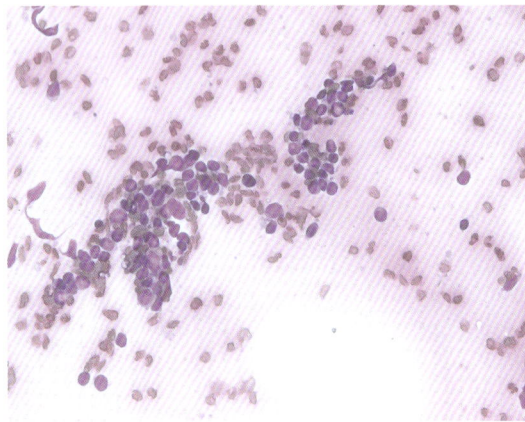

图 3-44　高倍镜下的大核细胞

患者胰腺头部穿刺见散在成团的腺泡细胞，呈"葡萄串"状排列（图 3-45，10×10）。

转到高倍镜下观察，可见成团的腺泡细胞，胞核大小与红细胞相当，大小比较一致，胞浆丰富（图 3-46），考虑为炎性或相对正常的腺泡。免疫组化提示该患者 IgG4/IgG 淋巴细胞的比例超过了 40%，该病例的最终诊断还是考虑为自身免疫性胰腺炎。

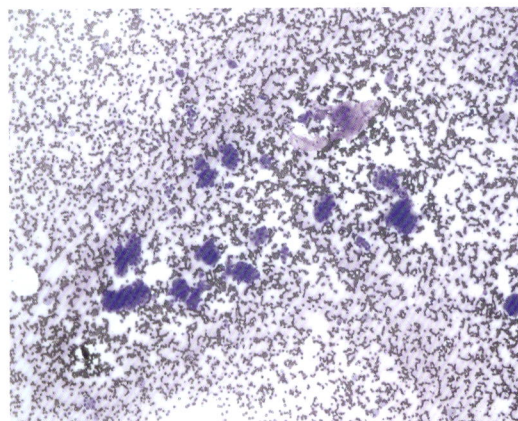

图 3-45　成团的腺泡细胞

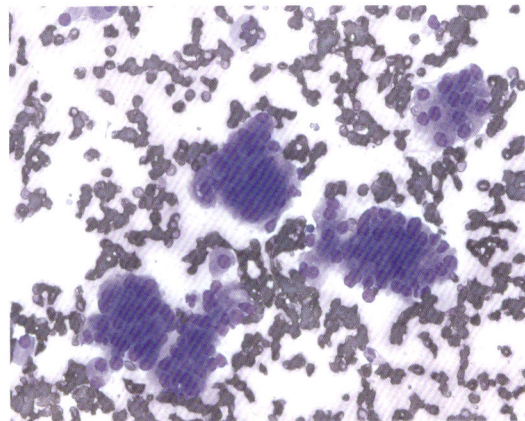

图 3-46　高倍镜下的腺泡细胞

也有文献报道，在胰腺癌中亦有血清 IgG4 升高及 IgG4 阳性浆细胞浸润的可能，单纯

IgG4 表达水平的升高，并不能排除胰腺癌的存在。

6. 胰腺结核

胰腺的原发性结核罕见，大多继发于淋巴结结核，患者常合并有肿大的纵隔或腹膜后淋巴结。胰腺结核病灶与胰腺肿瘤影像学上难以鉴别，需要活检确诊。

青年男性，乏力、纳差 3 个月伴梗阻性黄疸入院。腹部 CT 发现腹膜后多发肿大淋巴结和胰头占位。超声内镜扫查，见胰头低回声肿物，类圆形，边缘不光滑（图 3-47）。结合患者病史和年龄，胰腺癌的诊断存疑。

22G FNA 针穿刺胰头病变，见散在大量坏死，未见明显核异型肿瘤细胞（图 3-48，10×10）。穿刺物行结核 PCR 分析，结果阳性，患者抗结核治疗后痊愈。

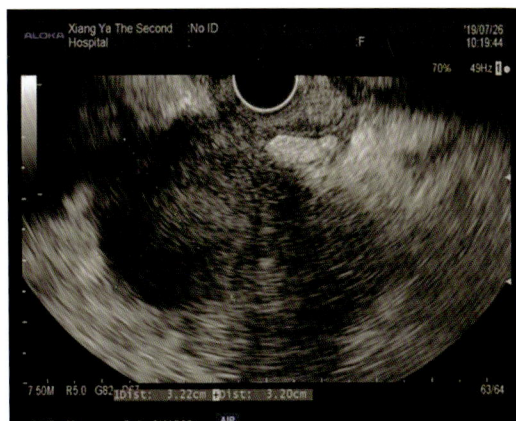

图 3-47 EUS 下见胰头肿物

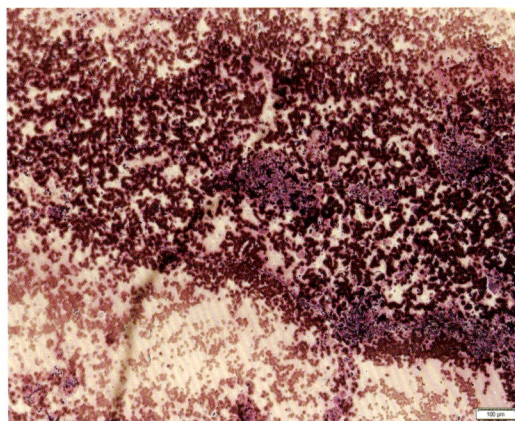

图 3-48 ROSE 见大量坏死

二、胰腺囊性病变

胰腺囊性病变的诊断相对困难，细胞学阳性率低，先根据常见的病理类型大致总结（图 3-49），供大家参考，然后结合一些具体的病例来分析。

囊性病变的诊断主要是对囊液进行分析，穿刺抽到囊液后可首先肉眼观察囊液性质，也可以进行拉丝试验，拉丝试验阳性常提示病变为黏液性囊腺瘤。囊液的生化特征总结见表 3-1。

1. 浆液性囊腺瘤

超声内镜下常表现为多囊或微囊，部分患者囊腔中央可能会有"星状"的钙化斑，多见于老年女性（图 3-50）。

浆液性囊腺瘤穿刺液常是无色透明或淡黄色透明（图 3-51），拉丝试验阴性，囊液涂片常见不到有核细胞。

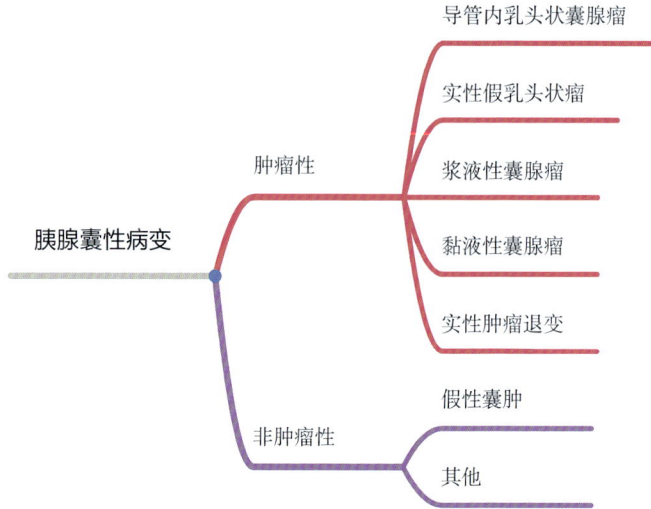

图 3-49　常见胰腺囊性病变简单分类

表 3-1　胰腺囊肿囊液分析

淀粉酶	< 250U/L 排除假性囊肿；> 5000U/L 可能是假性囊肿	如果与主胰管相通则会升高
CEA	用来鉴别黏液性病变和非黏液性病变；临界值介于 18ng/mL 到 > 800ng/mL；指南推荐（> 192 ng/mL）；< 5ng/ml 为非黏液性病变	假性囊肿合并感染 / 淋巴上皮性囊肿会升高
葡萄糖	用来鉴别黏液性病变和非黏液性病变；文献中用 50mg/dL 作为阈值区分；低于此值为黏液性病变，高于此值浆液性病变可能性大	
细胞学	高特异性（88% ~ 97%）；低敏感性（51% ~ 65%）	阳性率较低

涂片下仅见散在红细胞（图 3-52，10×10；图 3-53，10×40）。

2. 黏液性囊腺瘤

黏液性囊腺瘤常表现为单囊病变或少囊病变，多见于中年女性（图 3-54）。

黏液性囊腺瘤穿刺液常为淡黄色，透明（图 3-55），拉丝试验阳性，镜下有核细胞通常较少。

低倍镜下见大量散在退变的红细胞，涂片中央可见一有核细胞团（图 3-56）。

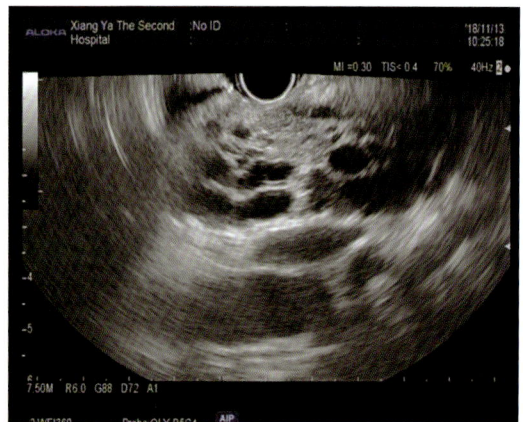

图 3-50　EUS 见囊性分叶病变

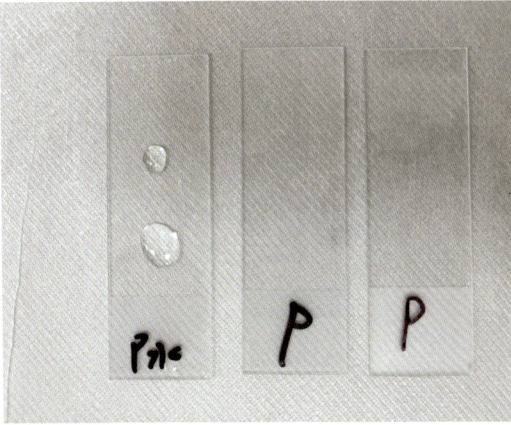

图 3-51　囊液清亮透明

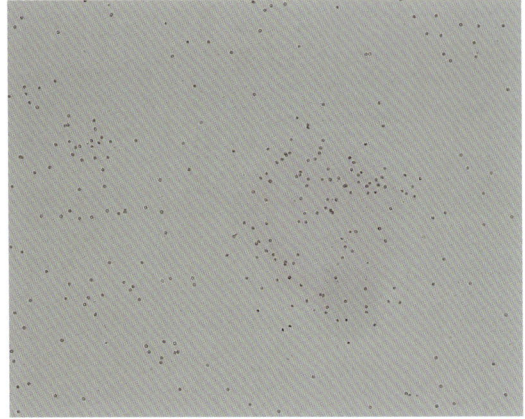

图 3-52　低倍镜下仅见红细胞

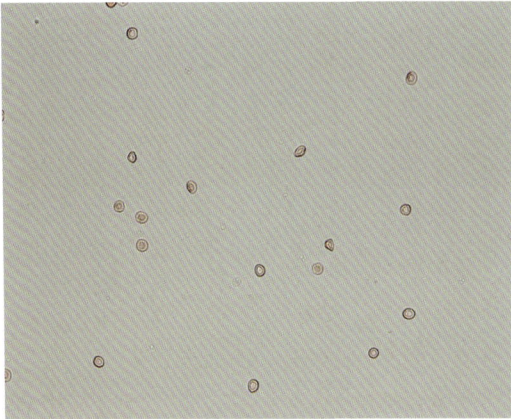

图 3-53　高倍镜所见

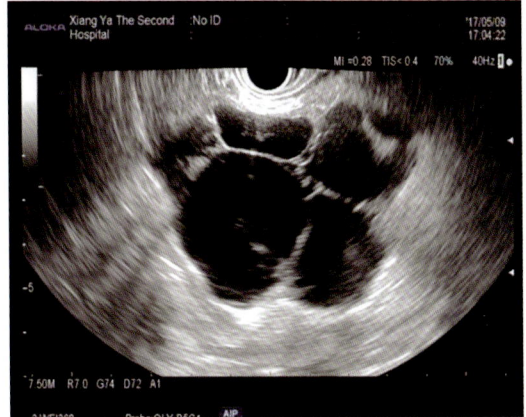

图 3-54　EUS 见囊性无回声病变

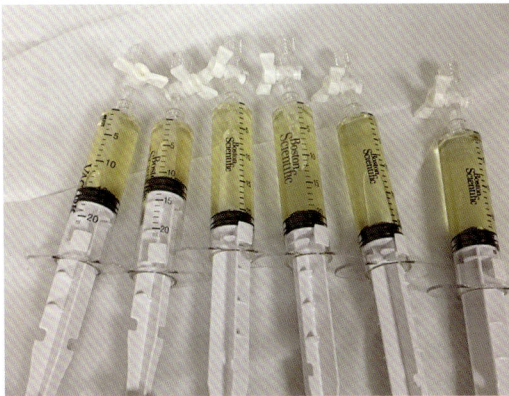

图 3-55　囊液淡黄色透明

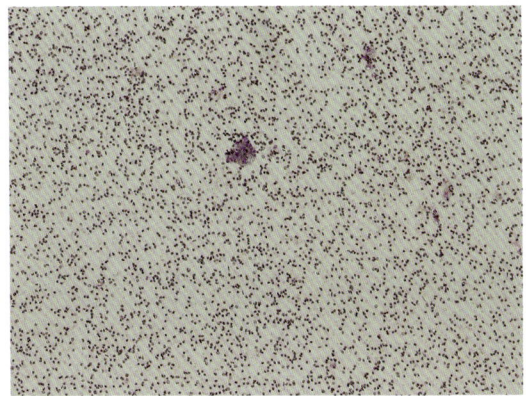

图 3-56　低倍镜下见成团有核细胞

高倍镜下可见细胞团中细胞核轻度异型，由于细胞数量较少，难以明确诊断（图 3-57）。

3. 淋巴管瘤

胰腺的淋巴管瘤相对少见，其影像学特征和一般的囊性病变相比没有特殊性，只是囊液穿刺为乳白色。图 3-58 所示为胰体部的单囊病变，与黏液性囊腺瘤难以鉴别。其穿刺液为乳白色（图 3-59）。

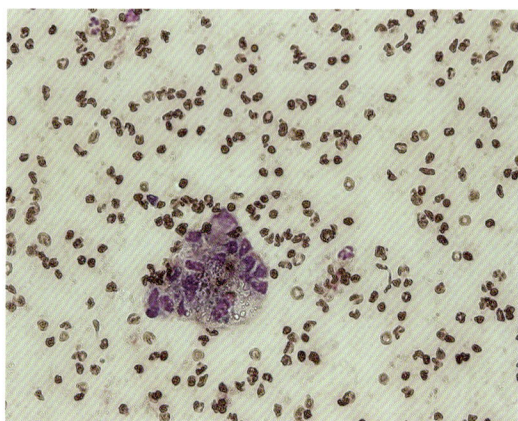

图 3-57　高倍镜下所见成团细胞

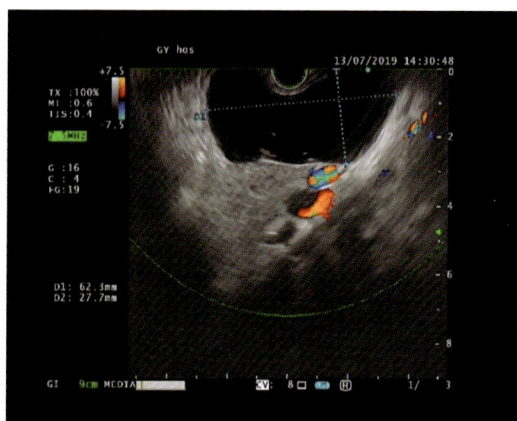

图 3-58　EUS 见"蜂窝状"病变

涂片无特殊发现，只有背景中的红细胞及很多脂肪小空泡（图 3-60，10×10）。外科手术切除，最终诊断为淋巴管瘤。

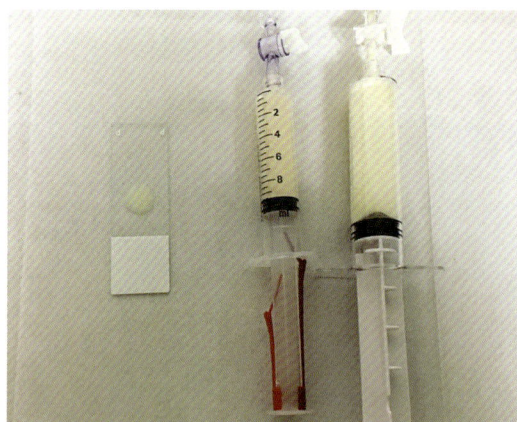

图 3-59　穿刺液为乳白色

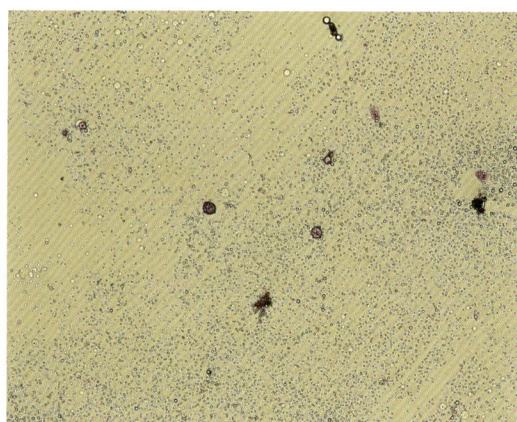

图 3-60　囊液涂片镜下未见异常

4. 主胰管型导管内乳头状黏液性肿瘤（IPMN）

主胰管型的 IPMN 相对容易诊断，一般十二指肠乳头可见大量的胶冻状液体黏附。

病例 1. 男性，58 岁，腹部隐痛不适入院。内镜下可见乳头处的黏液（图 3-61）。

胶冻状的液体在 EUS 下呈现为低回声的致密影，并不像一般的囊液呈现为无回声暗区（图 3-62）。

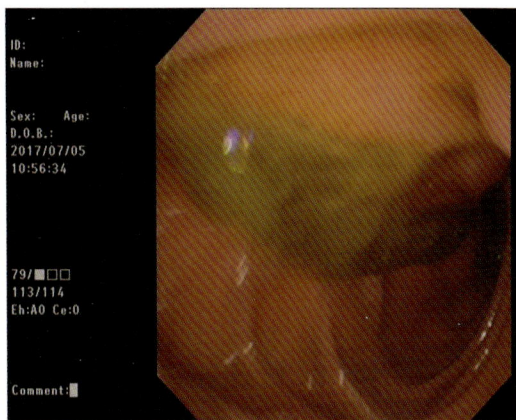

图 3-61　内镜下见十二指肠乳头浓稠黏液

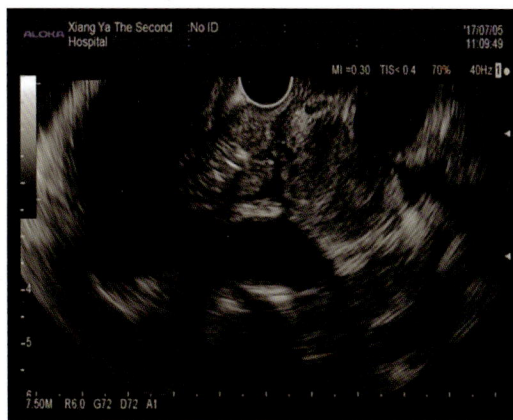

图 3-62　EUS 见胰头部低回声

对乳头处的黏液进行抽吸，发现黏液的黏稠度极高，涂片上也不易推开，低倍镜下表现为大片云雾状的絮状物（图 3-63）。

在部分较稀薄的黏液边缘寻找，发现有轻度核异型的细胞，排列稍紊乱，部分细胞的核浆比增大，考虑为可疑恶性（图 3-64）。

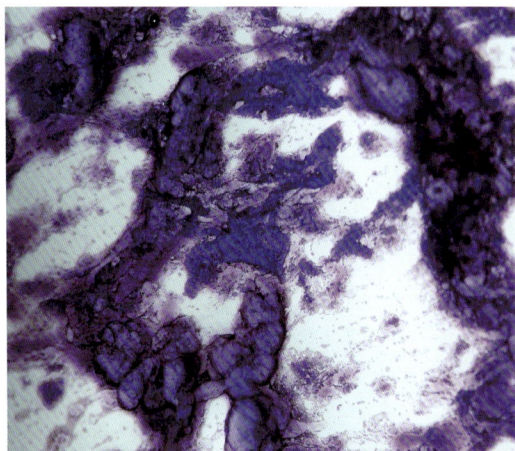

图 3-63　囊液涂片

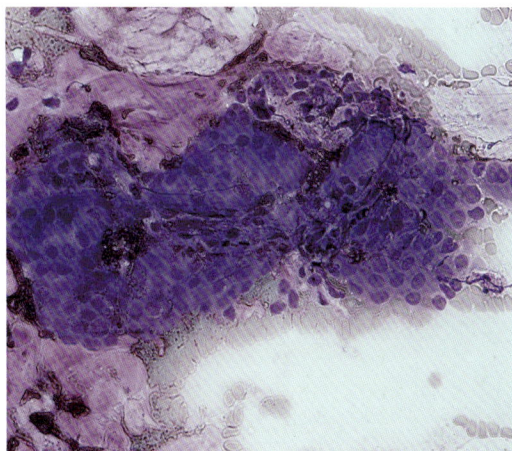

图 3-64　囊液中的核异型细胞

病例 2. 女性，71 岁，腹痛 2 个月入院。CT 见胰尾占位，局部胃壁中断（图 3-65）。胃镜发现胃底后壁溃烂，有白色胶冻样物渗出（图 3-66）。

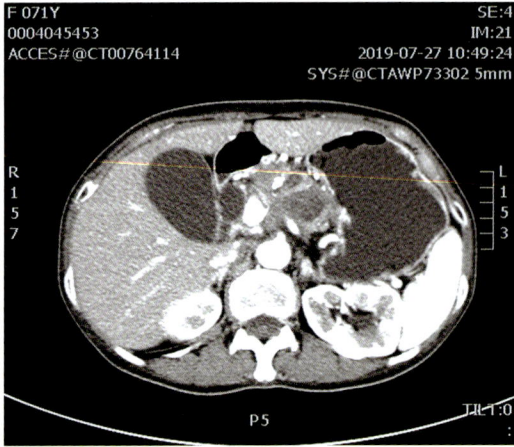

图 3-65　CT 见胰尾占位破坏胃壁

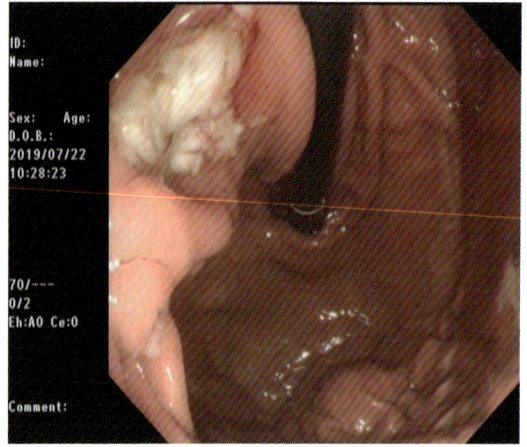

图 3-66　胃镜见胃后壁溃烂

超声内镜见局部不规则低回声，局部胃壁层次断裂（图 3-67）。由于内镜活检阴性，以 22G FNA 针穿刺胰腺病变，穿刺物为胶冻样黏液，高倍镜下在黏液中可见裸核细胞，核大深染（图 3-68），考虑为 IPMN 恶变。

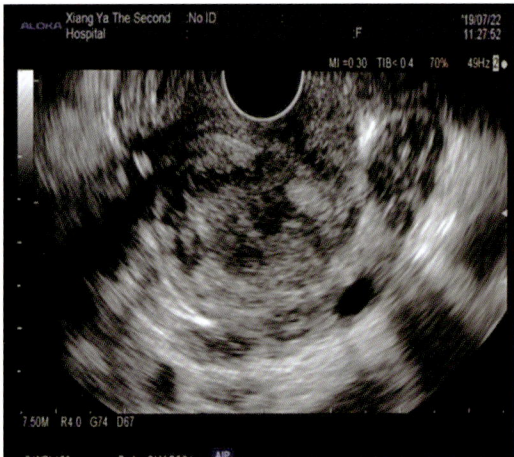

图 3-67　EUS 所见胰尾肿物

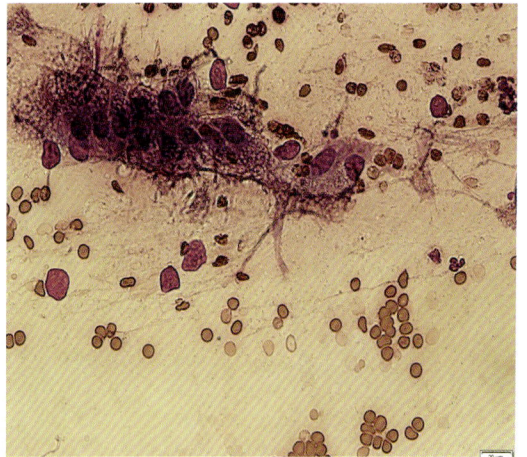

图 3-68　囊液中发现癌细胞

5. 实性假乳头状瘤

实性假乳头状瘤好发于年轻女性，病变为囊实性混合，周边一般有"蛋壳样"钙化。

病例 1. 女性，17 岁，腹痛 1 个月入院。CT 见胰头一类圆形囊性肿物，边缘有不规则强化（图 3-69）。

EUS 下见病变呈实性为主，内有少许无回声暗区，多普勒显示无回声区无血彩。病变边界清晰，远场可见高回声（图 3-70）。

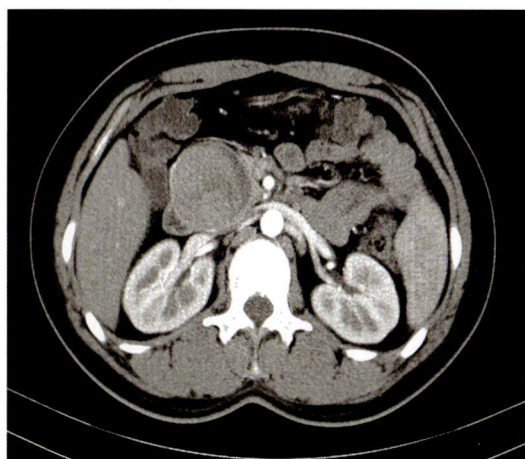

图 3-69 CT 示胰头囊实性占位

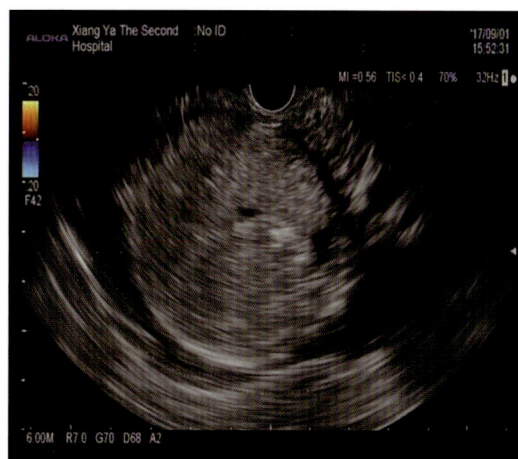

图 3-70 EUS 见病变实性为主

22G 穿刺针穿刺病变，中倍镜下见"树叶状"细胞团及散在单个细胞，细胞团有条索状"核心"，周边细胞呈"乳头状"或"指状"突起（图 3-71）。

转到高倍镜下观察细胞团中央的纤维血管条索更明显，周边的细胞呈"指头状"突起（图 3-72）。

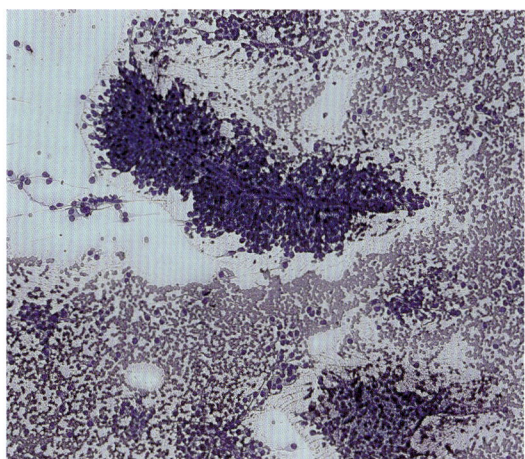

图 3-71 ROSE 见"树叶状"细胞团

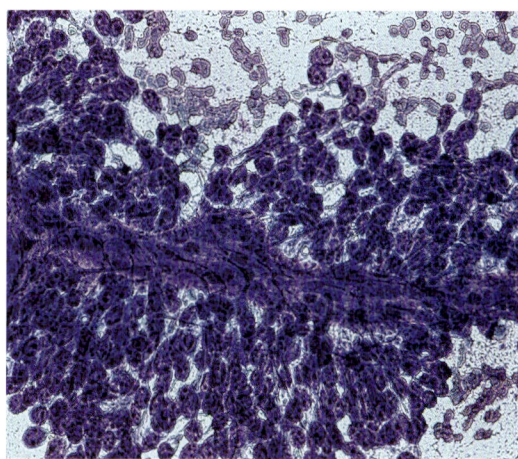

图 3-72 高倍镜下见细胞团中央纤维血管条索

病例 2. 女性，45 岁，腹痛 2 个月。CT 发现胰头不均质低密度肿物（图 3-73）。

EUS 发现胰头低回声肿物，内部有无回声区域。弹性成像提示病变质地也并不柔软（图 3-74）。

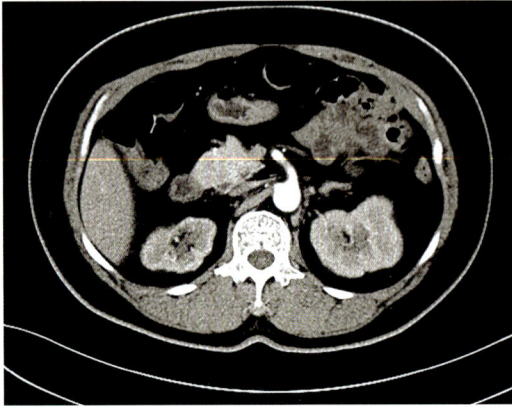

图 3-73　CT 见胰头占位

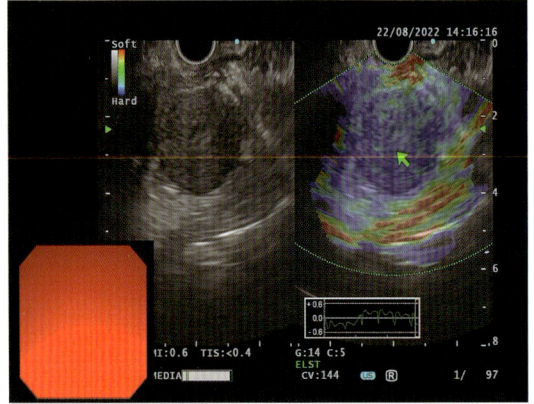

图 3-74　EUS 所见病变

使用 22G FNA 穿刺针穿刺病变，显微镜下见乳头状结构，中央有纤维条索，细胞均为小细胞。可见散在的单个细胞和"指状"细胞团，细胞形态较单一（图 3-75，10×10）。

高倍镜下细胞特征更明显，如果没有中央的纤维血管条索，实性假乳头状瘤与神经内分泌肿瘤很难鉴别（图 3-76）。文献报道两者各有 15% 的互误诊率，即 NET 误诊为 SPT 或 SPT 误诊为 NET。

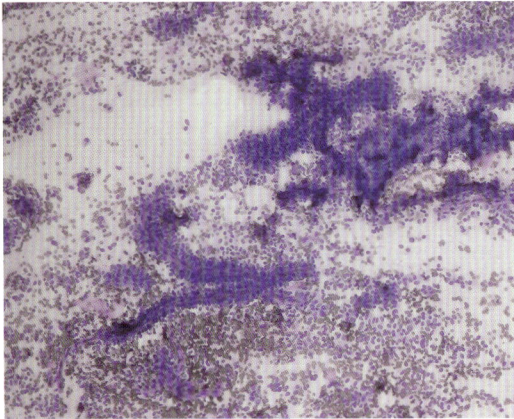

图 3-75　ROSE 见"指状"细胞团

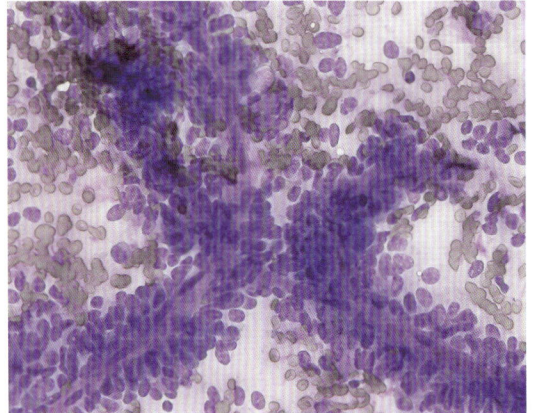

图 3-76　高倍镜下见细胞团中央纤维血管条索

6. 实性肿物的囊性变

主要见于实性的胰腺癌和神经内分泌肿瘤，原因不明，可能与肿瘤实质内部缺血坏死有关，影像学表现为囊性和实性混合性病变，需要与囊性病变相鉴别。

病例 1. 神经内分泌肿瘤的囊性变，EUS 下见胰体部囊性病变，囊壁有较大的实性结节（图 3-77）。

22G FNA 穿刺针抽尽囊液后穿刺实性部分（图 3-78）。

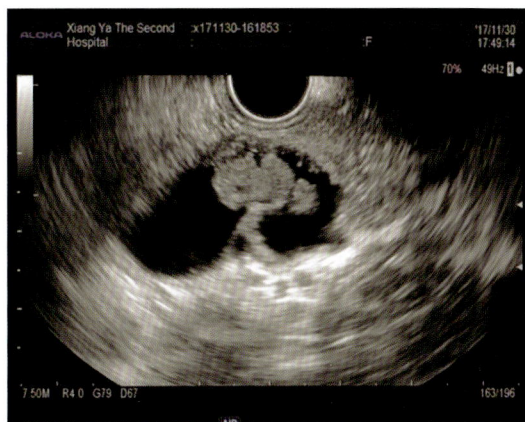

图 3-77　EUS 示囊性病变有实性结节

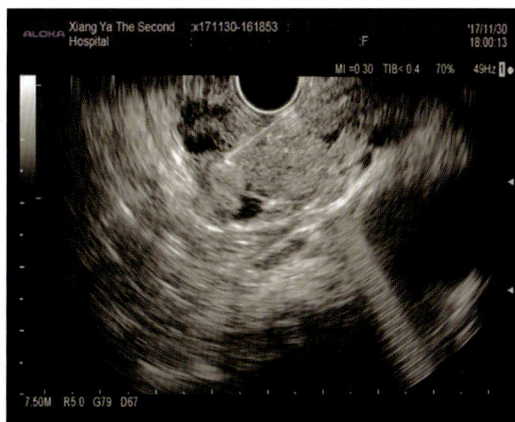

图 3-78　EUS-FNA

高倍镜下见成团的有核小细胞，细胞大小不一（图 3-79），初步诊断考虑为黏液性囊腺瘤，注意与前面提到的实性假乳头状瘤形态学上很难鉴别。最终免疫组化诊断为 G2 期神经内分泌肿瘤。

病例 2. 胰腺癌的囊性变，中年男性，腹痛就诊。CT 发现胰头占位，内有液化（图 3-80）。

EUS 见胰头病变为囊实性肿物，多普勒示内部无血彩（图 3-81）。

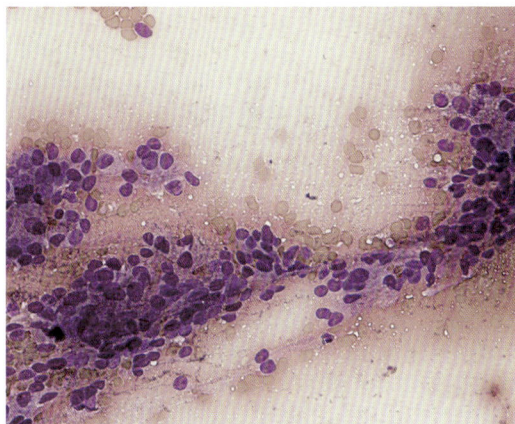

图 3-79　ROSE 见成团和散在的小细胞

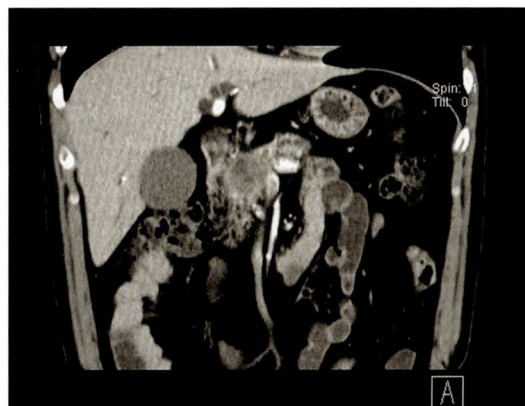

图 3-80　CT 见胰头占位

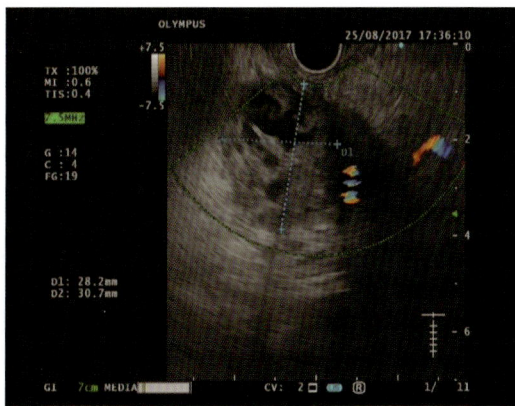

图 3-81　EUS 见囊实性病变

22G FNA 穿刺针抽吸，可见脓性液体（图 3-82）。

高倍镜下脓液中找到巨核和裸核细胞（图 3-83），考虑为恶性病变。外科手术最终诊断为中 – 低分化腺癌。

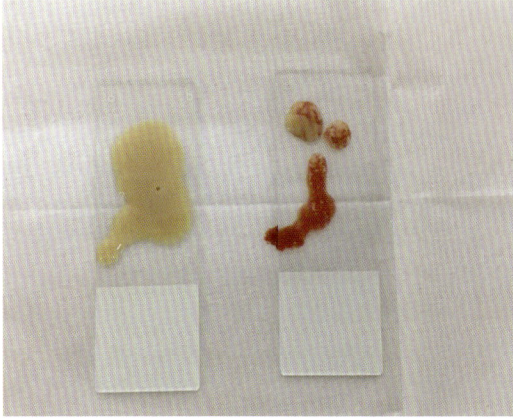

图 3-82　穿刺囊液为脓性

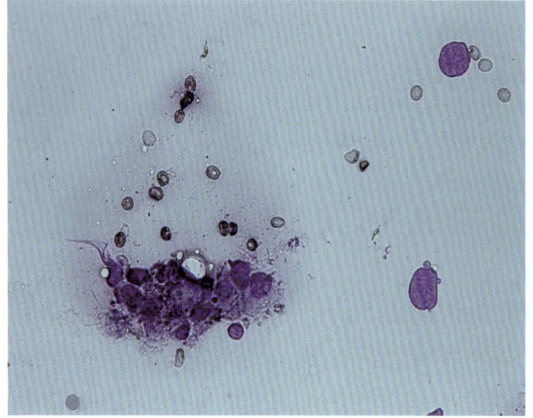

图 3-83　脓液中发现恶性细胞

7. 胰腺结核的囊性变

特别需要注意的是不常见的胰腺结核的囊性变。胰腺结核通常为实性病变，当它发生囊性变且与主胰管相通时，与主胰管型的 IPMN 影像学上难以鉴别。

中年男性，HIV 及 HBV 患者，因发热及梗阻性黄疸入院。CT 及 MRI 发现胰头实性占位（图 3-84），腹膜后及全身浅表淋巴结肿大，浅表淋巴结活检提示为结核。

抗结核治疗 1 个月后复查，EUS（图 3-85）及 MRCP（图 3-86）发现胰头实性占位变成囊性，且与主胰管相交通。病变分叶，囊壁不光滑，结节状隆起。考

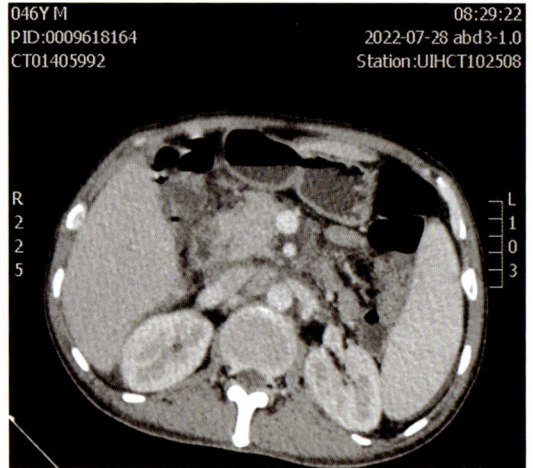

图 3-84　CT 见胰头占位

虑病变为治疗后结核的冷脓肿，未行 FNA。患者梗阻性黄疸加重，行 ERCP 鼻胆管引流减黄及抽取胰液、胆汁化验。胆汁及胰液 PCR 分析发现结核 DNA 阳性，未发现肿瘤细胞。

此类病变需要与主胰管型 IPMN 相鉴别，但主胰管型 IPMN 常可见十二指肠乳头处胶冻状的黏液溢出。如果手术切除结核病变，患者伤口常愈合困难且并发症较多。

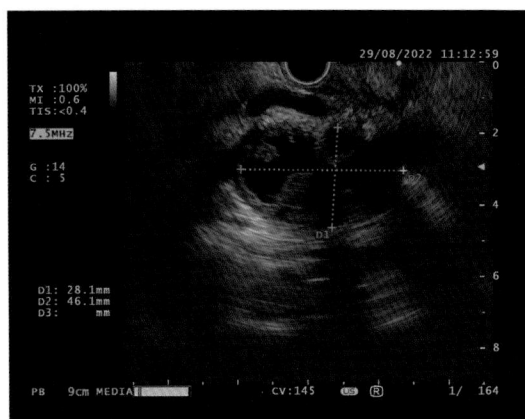

图 3-85　抗结核治疗 1 月后 EUS

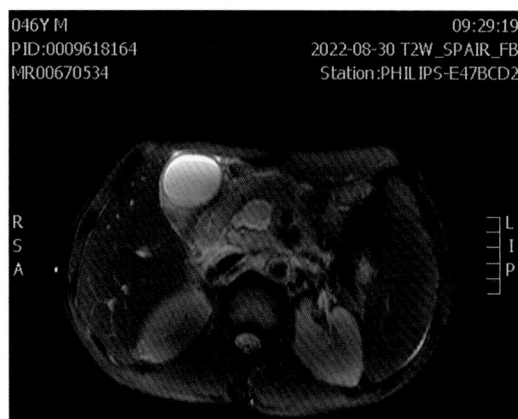

图 3-86　抗结核治疗 1 月后 MRCP

8. 假性囊肿

病例 1. 中年男性，暴饮暴食后出现腹痛，血淀粉酶增高，当地医院诊断为急性胰腺炎。2 个月后 MRI 发现胰尾巨大囊性病变，底部接近盆腔（图 3-87）。

行 EUS 引导下的内引流治疗，穿刺抽取的液体为棕黑色液体（图 3-88）。

涂片见大量的破碎红细胞及不成形坏死物，没有观察到有核细胞（图 3-89）。

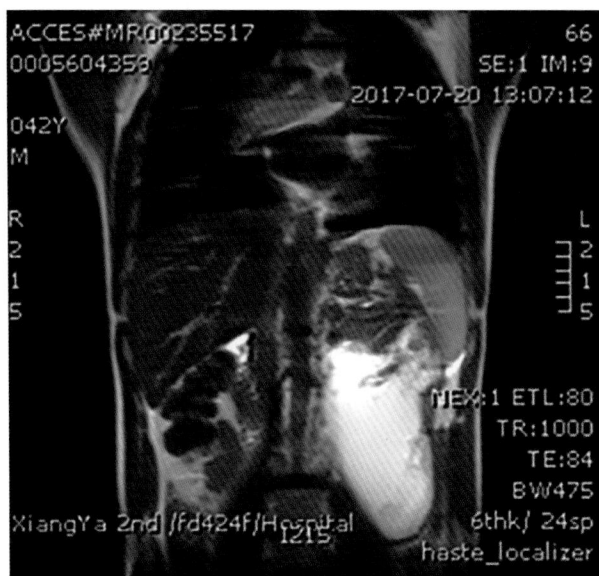

图 3-87　MRI 见腹腔巨大囊肿

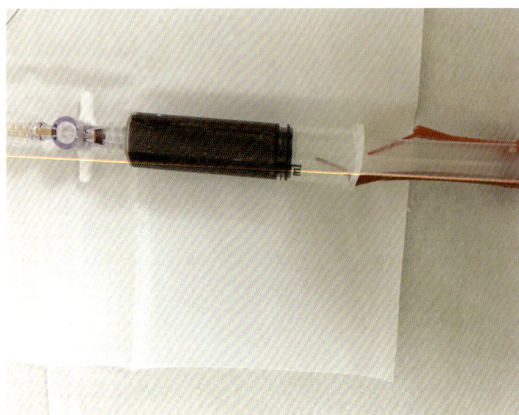

图 3-88　穿刺囊液棕黑色

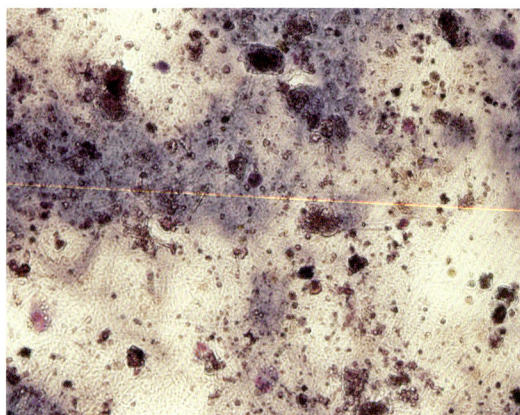

图 3-89　ROSE 见大量坏死

病例 2.老年男性，突发腹痛，血淀粉酶明显增高，当地医院就诊考虑为急性胰腺炎。一个半月后复查，发现胰尾囊性病变，考虑为急性胰腺炎导致的假性囊肿，拟行超声内镜引导下的穿刺内引流术。EUS 扫查过程中发现远场的囊壁较厚（图 3-90）。

再次复习病史，该患者无吸烟及饮酒史，血脂不高，胆囊壁虽然粗糙，但胆囊内和胆总管未见明显结石影，超声内镜扫查中也没有发现胆总管下段微小结石和泥沙样结石，其胰腺炎原因不明。遂改变治疗方案，先行 FNA，穿刺抽得的液体为暗黄色浑浊脓性。随着囊液的减少，发现囊腔内的坏死与平常所见稍有不同，更像是与囊壁相连的实性组织（图 3-91）。

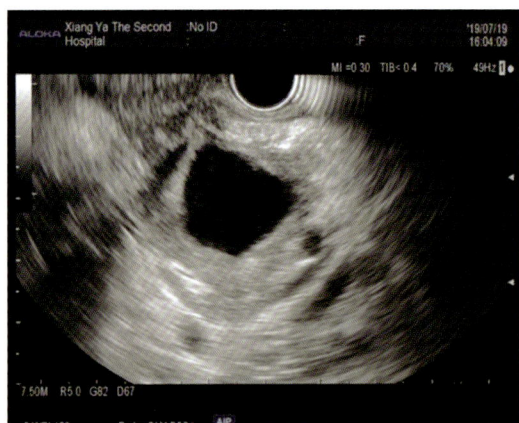

图 3-90　EUS 见胰尾厚壁囊肿

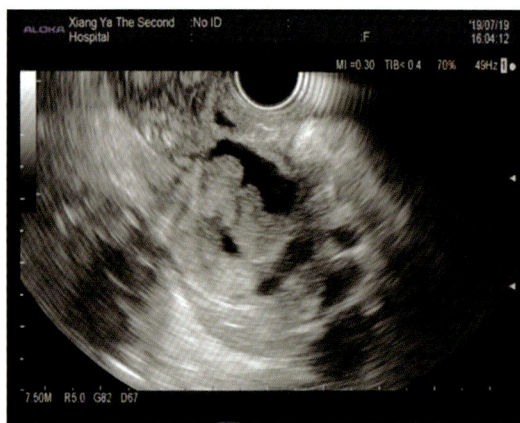

图 3-91　囊液减少后的 EUS 所见

现场快速病理涂片（10×4）发现大量的坏死细胞碎片和中性粒细胞等炎症细胞，证实了急性炎症的存在（图 3-92）。

中倍镜下观察，在大量炎症细胞当中发现了异常（图3-93）。

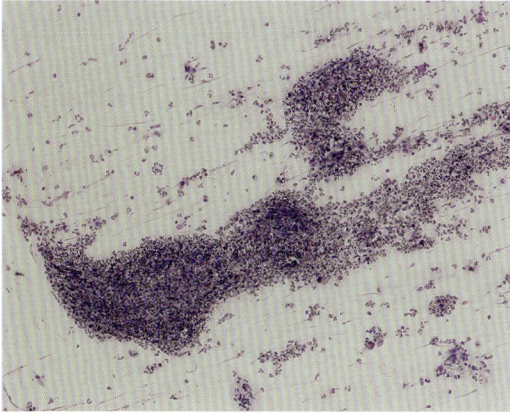

图 3-92　ROSE 见大量炎症细胞

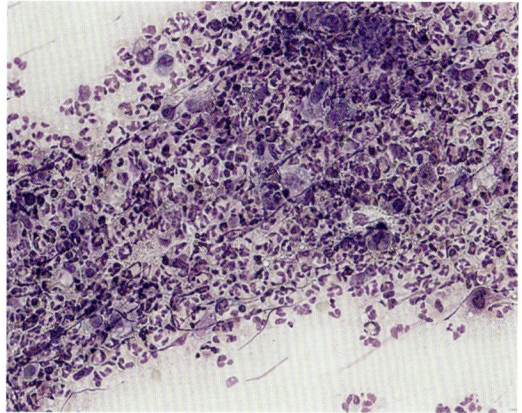

图 3-93　炎症细胞中发现核异型细胞

继续观察涂片的其他视野，发现了成团的癌细胞（图3-94，10×10）。

高倍镜观察，可见核大深染的排列紊乱的细胞团，核仁明显（图3-95）。所以这是一个实性肿瘤液化坏死并发感染的囊性病变。因此要注意，千万不能漏掉炎症与坏死当中的肿瘤细胞。

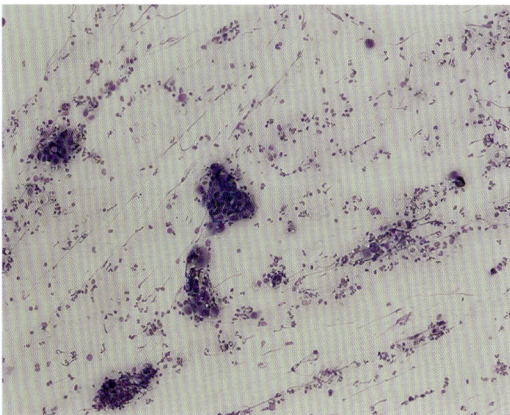

图 3-94　成团的肿瘤细胞

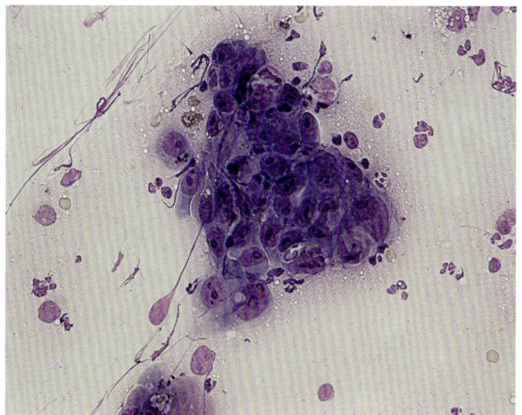

图 3-95　肿瘤细胞核仁明显

第四章 胆道、消化道及淋巴结疾病的细胞病理学诊断

对于不明原因的梗阻性黄疸和腹痛，超声内镜是非常有用的诊断工具。消化道及其邻近部位的病变，如纵隔、腹腔、盆腔等处的病变，也是 EUS 扫查的常规适应证。本章主要总结这些部位病变的细胞病理学特点。

一、胆总管及壶腹部病变

胆道系统的活检可以采取 EUS-FNA，也可以采取 ERCP 引导下的刷检、活检或胆道子母镜下的直接活检。一般对胆总管下段及壶腹部的病变，笔者中心习惯采用超声内镜引导下 25G FNA 穿刺针取样，相对安全，标本量也比较充足。对怀疑恶性梗阻性黄疸患者，例如十二指肠乳头部病变，若病变比较明显，一般直接活检涂片。如果内镜下观察乳头表面光滑，开口部无明显异常，则采取 EUS-FNA 方法活检。

病例 1. 十二指肠乳头病变。男性，44 岁，腹痛 2 个月伴间断黑便入院。内镜下见十二指肠乳头明显肿大，表面溃烂（图 4-1）。

EUS 扫查可见病变主要集中于乳头，与胆总管分界不清，胆总管壁尚完整，腔内未见明显异常（图 4-2）。

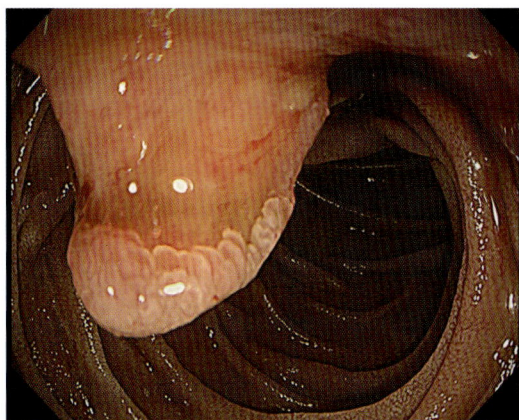

图 4-1　内镜下见十二指肠乳头肿大

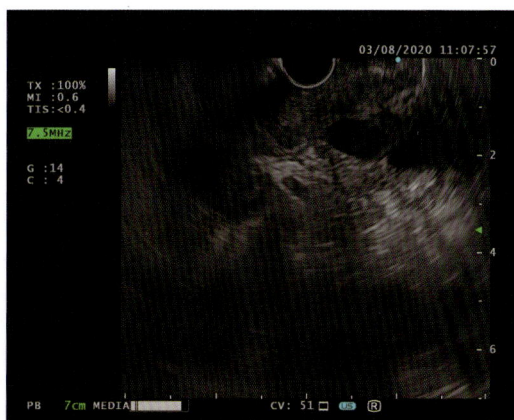

图 4-2　EUS 见乳头部低回声

活检钳直接活检乳头标本涂片，高倍镜下见成团的核异型细胞，核大深染，排列紊乱（图4-3）。

病例2. 男性，70岁，发现梗阻性黄疸2周。超声内镜的内镜视野见十二指肠乳头明显肿大，但表面光滑（图4-4）。

超声视野下见十二指肠乳头呈中等不均质回声，局部十二指肠壁固有肌层不规则增厚，胆总管与主胰管汇合处呈不均质低回声，胆总管下段腔内见弱回声团块，主胰管扩张。绿箭头处为十二指肠乳头（图4-5）。

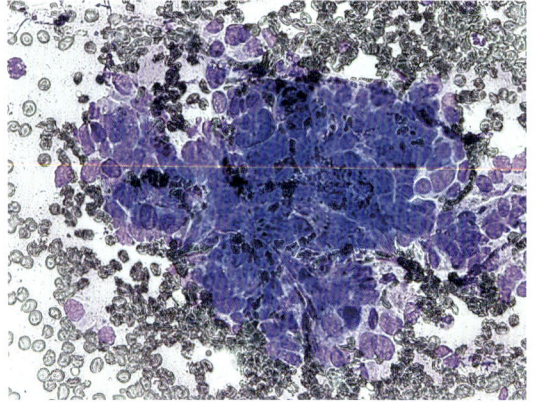

图4-3　ROSE 见癌细胞

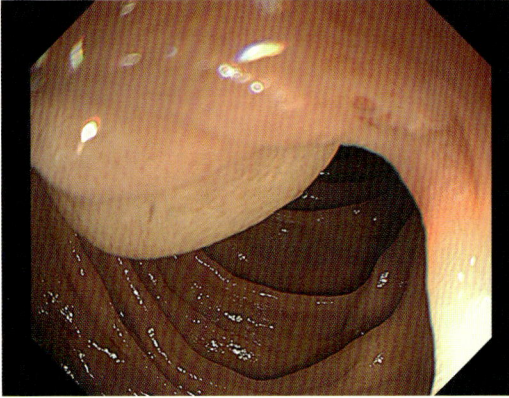

图4-4　内镜下见十二指肠乳头肿大

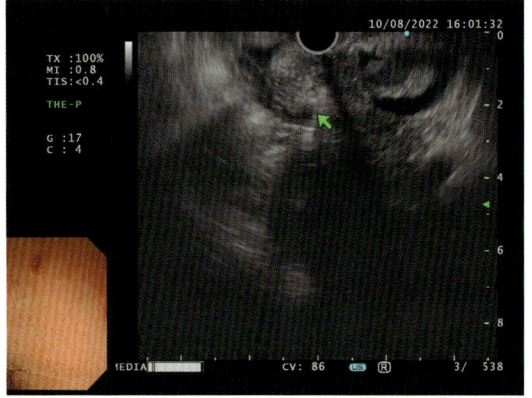

图4-5　EUS 见胆总管与主胰管汇合处低回声

EUS下25G FNA穿刺针穿刺病变（图4-6）。

低倍镜下找到成团的蓝紫色有核细胞（图4-7）。

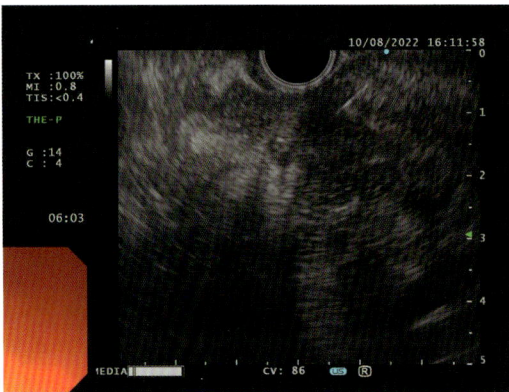

图4-6　EUS-FNA

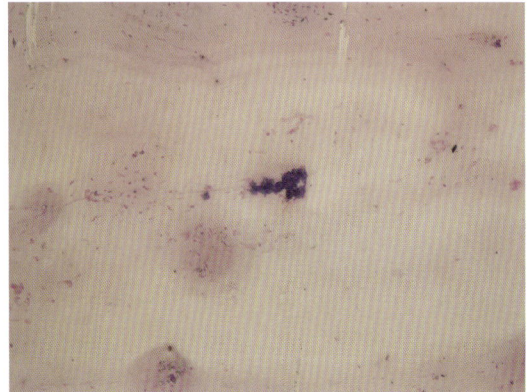

图4-7　涂片低倍镜所见

中倍镜下见此细胞团的细胞排列紊乱，重叠拥挤（图4-8）。

高倍镜下见细胞核大深染，细胞核异型明显，为低分化腺癌（图4-9）。

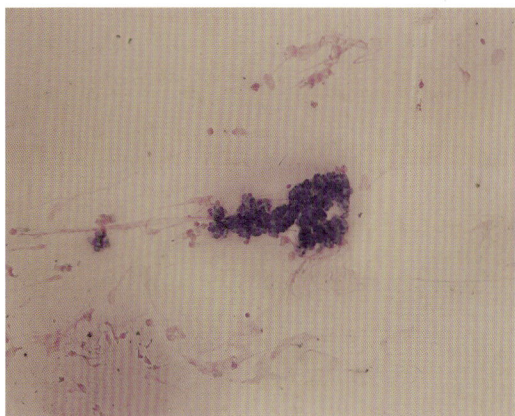

图4-8 涂片中倍镜所见

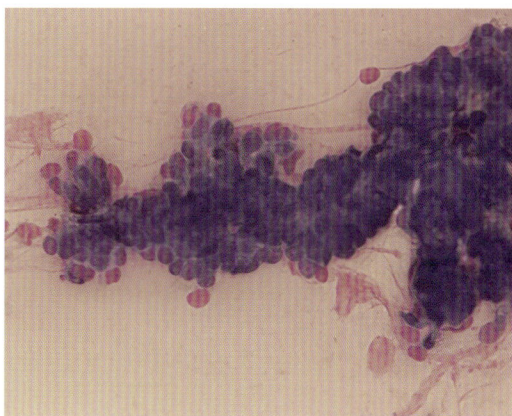

图4-9 涂片高倍镜所见

病例 3. 胆总管下段病变。男性，58岁，发现肝功能异常4个月，胆总管扩张1个月入院。患者4个月前发现转氨酶及胆红素升高，外院腹部B超及CT未见肝脏及胆道异常。护肝治疗后肝功能好转。1个月前复查肝功能发现又出现异常，B超发现有胆总管扩张。

内镜下见十二指肠乳头形态大小无明显异常（图4-10）。

EUS见胆总管下段及壶腹部分别有一中等回声及低回声占位（图4-11）。

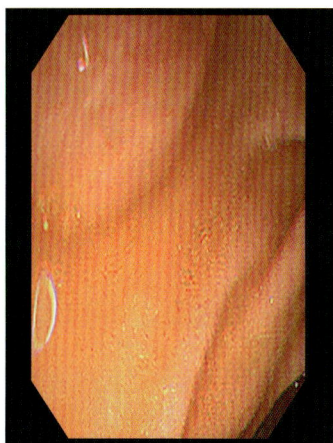

图4-10 内镜下见十二指肠乳头无异常

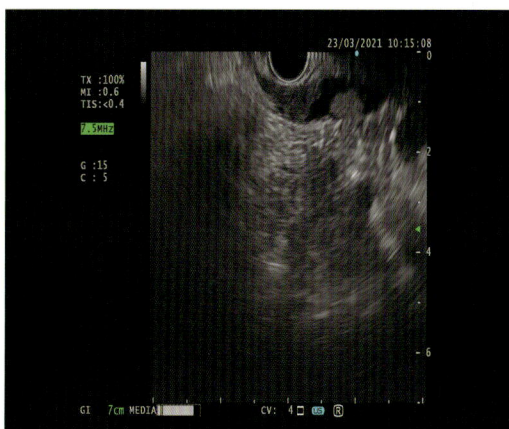

图4-11 EUS见壶腹部占位

EUS见壶腹部低回声，有早期低增强，考虑为恶性病变。胆总管下段占位无明显增强，考虑为结石（图4-12）。

使用 25G 穿刺针穿刺壶腹部病变，见散在成团的有核细胞，核大深染，胞核较背景中的红细胞明显增大，排列重叠拥挤（图 4-13，10×10）。

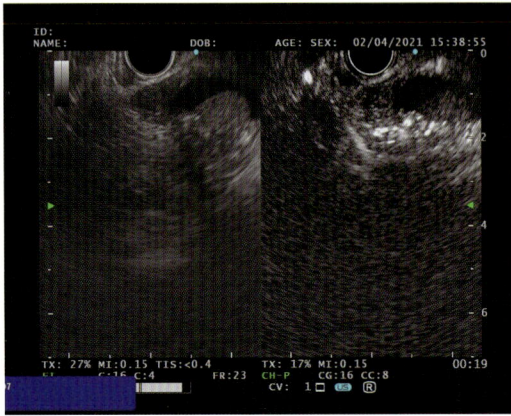

图 4-12　EUS 所见

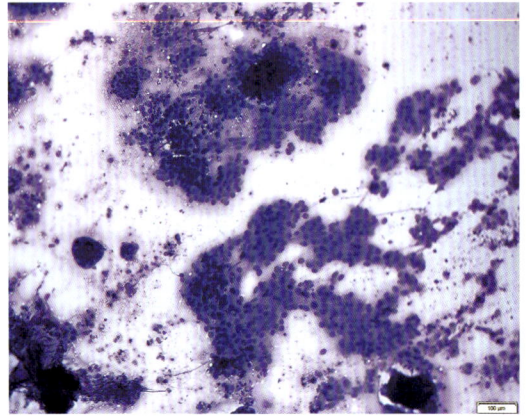

图 4-13　ROSE 见大量癌细胞

高倍镜下见细胞核大小不一更显著，核异型明显（图 4-14，10×40），为低分化腺癌。

PET-CT 显示在病灶处无明显代谢强化，提示该病变隐蔽性很强，难以发现（图 4-15）。

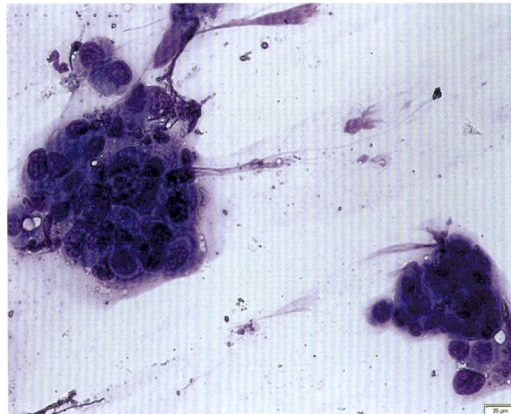

图 4-14　高倍镜所见

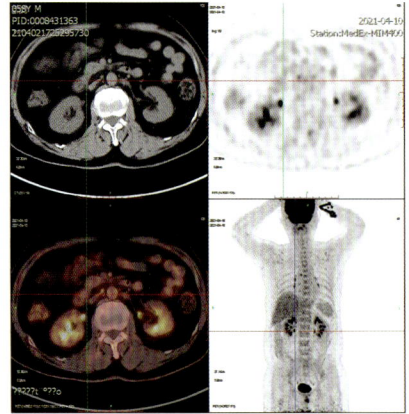

图 4-15　PET-CT 所见

病例 4. 胆总管中段病变。女性，74 岁，因梗阻性黄疸伴皮肤瘙痒 1 个月入院。生化检查发现多种自免肝抗体阳性，MRCP 发现胆总管中段有占位（图 4-16）。家属及患者本人拒绝手术治疗，行 EUS 穿刺活检明确性质。

EUS 下使用 25G 穿刺针穿刺病变（图 4-17）。

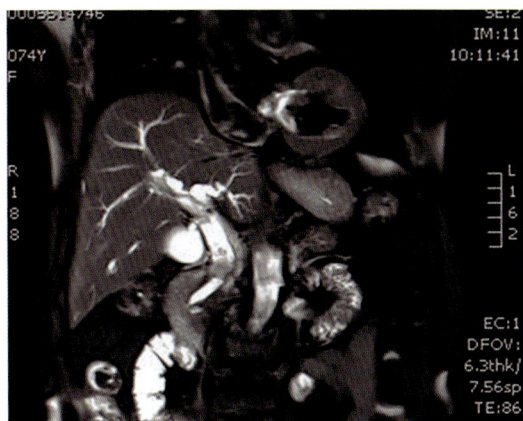

图 4-16 MRCP 见胆总管中段占位

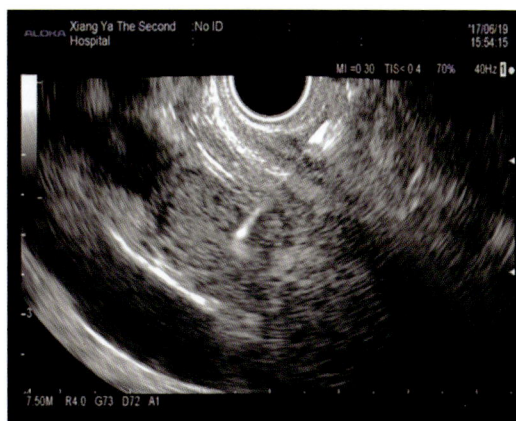

图 4-17 EUS-FNA

中倍镜下发现成团的有核细胞（图 4-18）。

转到高倍镜下可见核异型明显，考虑为中分化腺癌（图 4-19）。

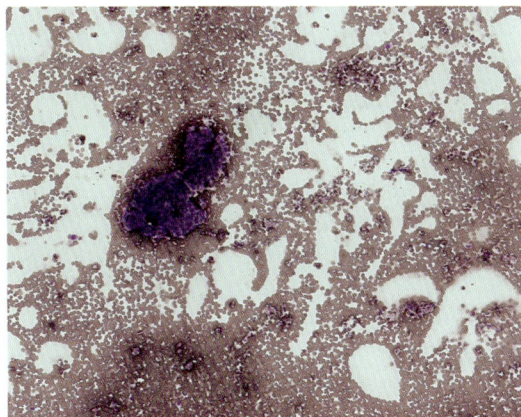

图 4-18 涂片见成团有核细胞

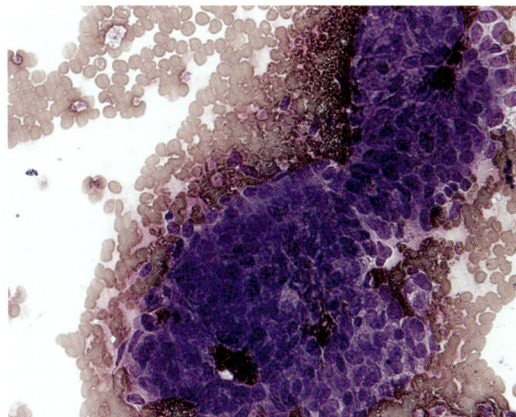

图 4-19 高倍镜下核异型明显

立即行 ERCP 放置金属支架减黄。现场病理的优势在此例患者体现得很明显，不必等待病理科的活检结果，就可以快速决定是使用金属支架还是塑料支架，节省了医患双方的时间，从而也节约了医疗成本。

病例 5.上段胆管病变。女性，43 岁，高热、黄疸 1 周，外院 CT 可见肝内胆管扩张，未见胆总管明显病变，予以 PTCD 减黄后转来笔者医院明确诊断。我院 MRCP 发现患者肝脏多发转移灶，但梗阻性黄疸原因仍不明确（图 4-20）。

EUS 发现胆总管与胆囊管汇合处管壁不规则增厚，管腔狭窄，使用 25G FNA 穿刺针穿刺病变处（图 4-21）。

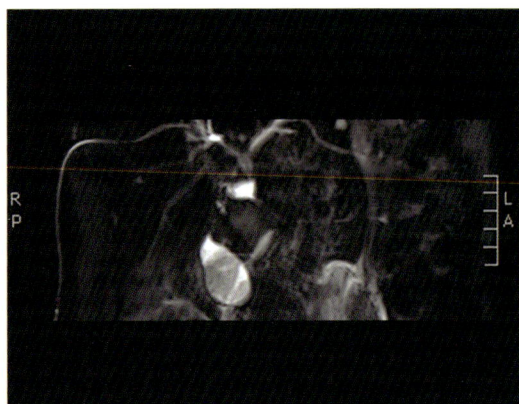

图 4-20　MRCP 见胆总管无扩张

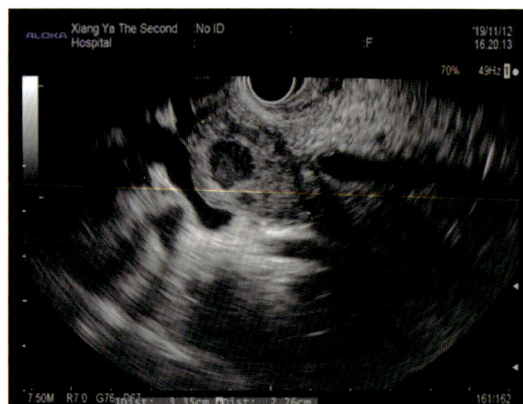

图 4-21　EUS 发现胆总管占位

涂片可见成团的核异型细胞，细胞排列重叠拥挤，胞核大而深染，染色质粗糙（图 4-22），考虑为恶性病变，患者梗阻性黄疸的病因至此诊断明确。

有一点需要提醒大家，当胆总管下段有炎症，比如有结石或曾经放置塑料支架，此时胆管上皮细胞核会轻度增大，有轻度的异型，需要与肿瘤性病变相鉴别。

病例 6. 胆总管炎性病变。女性，63岁，反复腹痛黄疸发作，B 超发现胆总管下段结石，外院予以 ERCP 取石后置入塑料支架引流。支架取出后仍有腹部不适，EUS 发现胆总管下段管壁不对称增厚（图 4-23），25G FNA 穿刺针活检发现胆总管上皮细胞轻度核增大，细胞核排列于细胞基底部，排列尚整齐，考虑为炎性病变（图 4-24）。

涂片的另一视野，可见成团的胆管上皮细胞及重叠其上的深色胆汁，核异型不明显，因此不能诊断为恶性（图 4-25）。

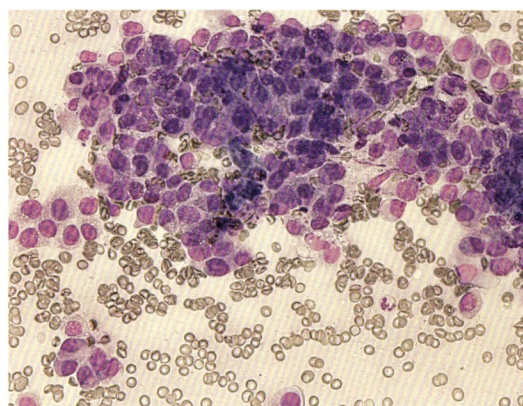

图 4-22　涂片发现恶性细胞

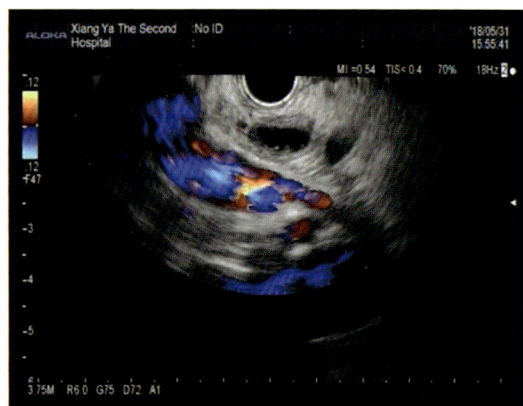

图 4-23　EUS 见胆管壁增厚

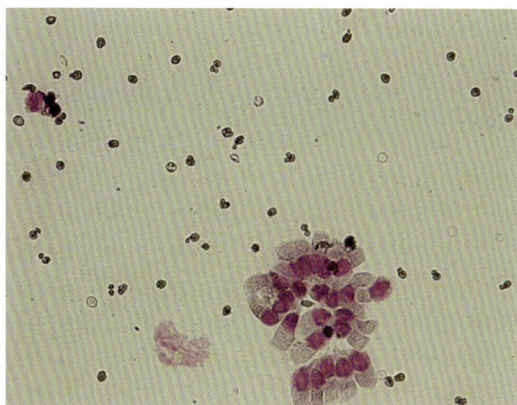

图 4-24 涂片见胆管细胞核异型不明显

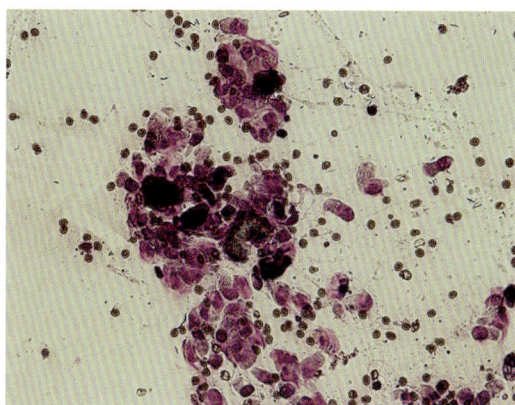

图 4-25 另一视野的胆管上皮

二、消化道及邻近脏器病变

消化道病变，如食道、胃、肠道病变，一般都是内镜下直视活检，无须穿刺。需要超声内镜穿刺活检的病例主要是黏膜下病变如间质瘤和转移癌，以及邻近的纵隔、腹膜后、盆腔肿物等。位置较深部位的肿物穿刺活检是超声内镜的独特优势，因为其他的影像学引导的活检，通常难以到达这些部位，或者虽然能到达，但穿刺路径较长，对患者损伤较大。

病例 1. 女性，77 岁，吞咽不适半年。CT 发现纵隔肿物，横跨胸腹腔（图 4-26）。内镜下胃内未见明显占位。超声内镜引导下 19G FNA 针穿刺。

细胞学快速涂片，低倍镜（10×4）下迅速找到成团分布的深紫色有核细胞（图 4-27）。

中倍镜下（10×10）可见聚集成团和散在分布的大量梭形核细胞，细胞排列重叠紊乱，部分细胞胞浆丰富，部分细胞裸核（图 4-28）。

转换到高倍镜（10×40）下继续观察，可见细胞核呈梭形或短棒状，呈裸核，部分细胞胞浆量不多（图 4-29）。这个标本与前面列举的腺癌特点明显不同，它的诊断是什么呢？这是一个梭形核细胞肿瘤，在消化系统中，主要见于以下 3 种肿瘤：间质瘤、平

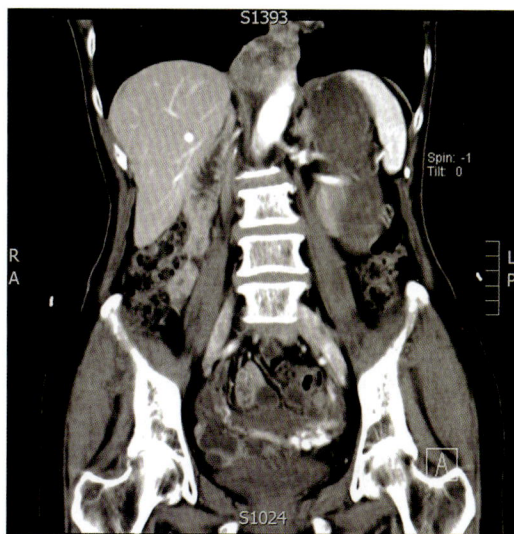

图 4-26 CT 见纵隔占位

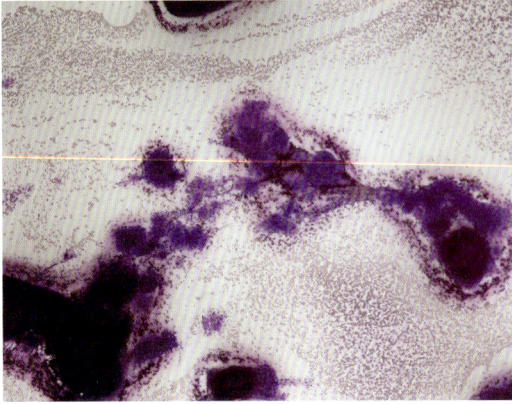

图 4-27　涂片见成团细胞

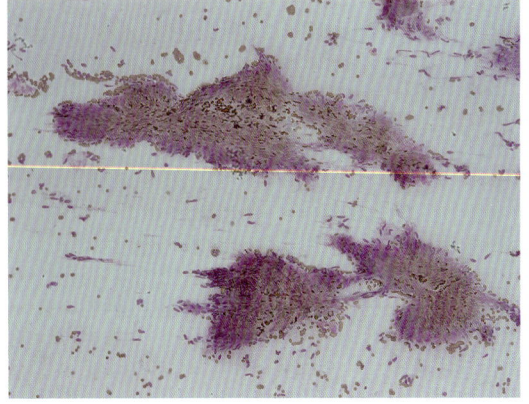

图 4-28　中倍镜下观察

滑肌瘤、施万细胞瘤。这3种肿瘤在光镜下表现类似，难以区分，需要免疫组化才能进一步分型。间质瘤的免疫组化指标主要是 CD34，CD117，DOG-1。平滑肌瘤的主要免疫组化指标是 SMA。施万细胞瘤的免疫组化指标是 S100、Sox-10。需要注意的是，极少部分间质瘤可表现为上皮样改变，并不是典型的梭形核细胞，需要免疫组化协助诊断，必要时还可以加做基因检测以明确诊断。

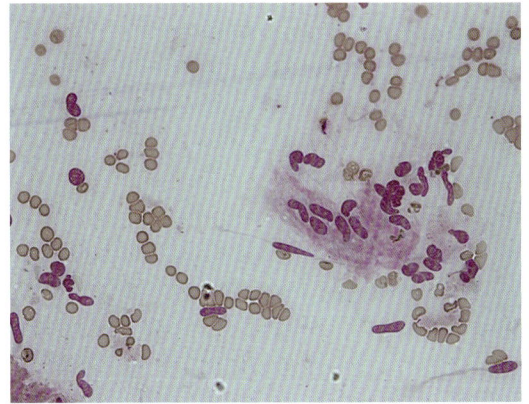

图 4-29　高倍镜下见梭形核细胞

病例 2. 男性，胃癌患者，胃大部切除术后 1 个月，CT 复查发现直肠壁增厚。图 4-30、图 4-31 分别为肠镜的远观和近观，发现直肠局部不规则隆起，表面黏膜充血水肿，两次肠镜活检均提示黏膜慢性炎症。

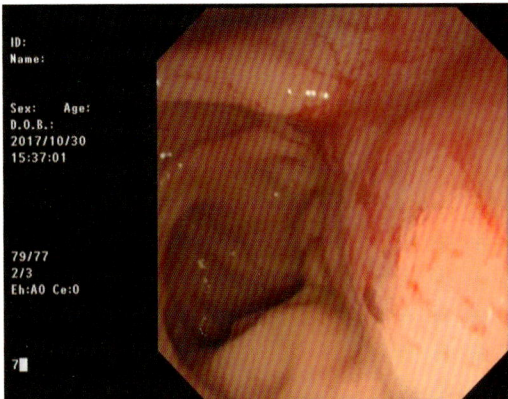

图 4-30　肠镜见直肠隆起

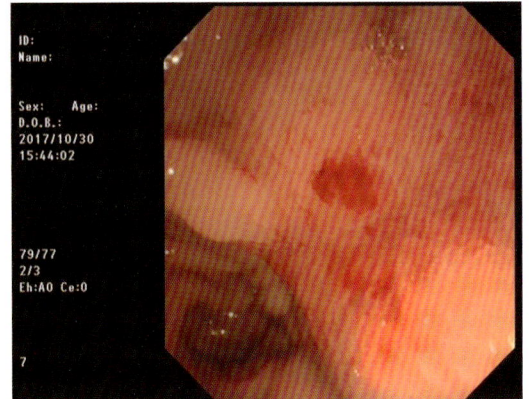

图 4-31　隆起表面充血

EUS 见局部肠壁固有肌层不规则增厚，层次破坏断裂（图4-32）。

对该部位进行穿刺（图4-33），标本涂片。低倍镜和中倍镜下找到深紫色细胞团（图4-34，10×10），可见细胞排列紊乱呈"三维"结构，细胞排列重叠拥挤。

转换到高倍镜下继续观察，可见细胞核大小不一，排列重叠拥挤，胞核深染，染色质粗糙，核浆比增大（图4-35，10×40），诊断为中低分化腺癌。结合患者病史，考虑为胃癌转移，进一步使用免疫组化并和患者的胃癌标本对照，证实了该诊断。

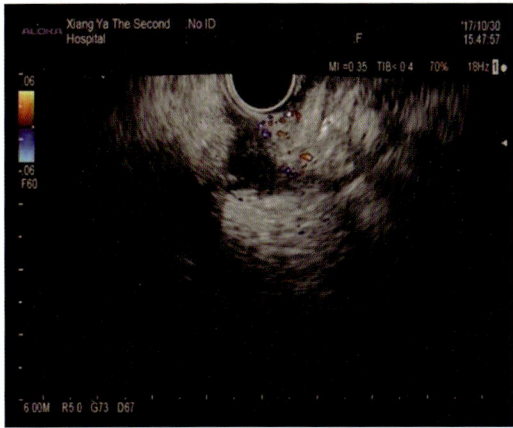

图 4-32　EUS 见固有肌层增厚

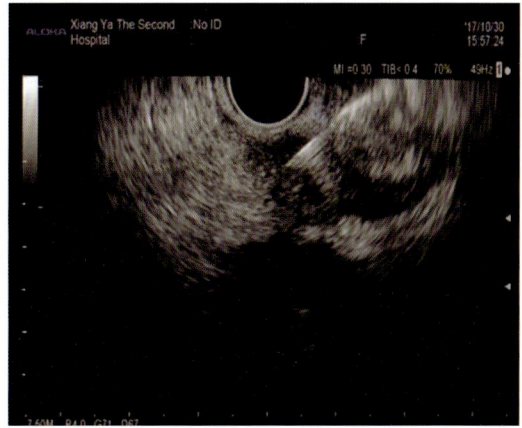

图 4-33　穿刺固有肌层

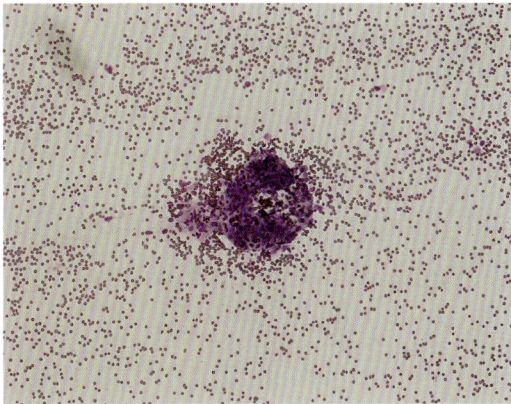

图 4-34　中倍镜下见细胞团

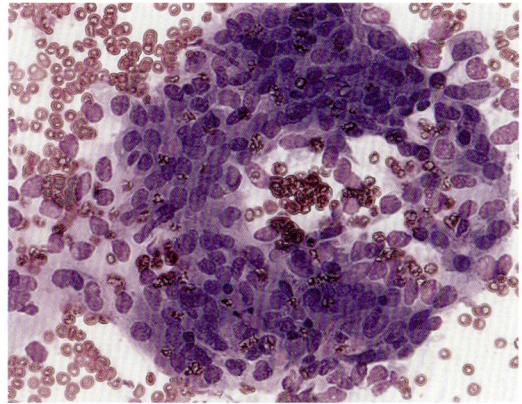

图 4-35　高倍镜下细胞异型明显

通过这个病例想告诉大家，腺癌形态上表现都相似，此例病例中的胃肠道腺癌与穿刺胰腺实性肿块所得到的胰腺导管上皮腺癌形态是相似的。所以细胞学结果大部分情况下有助于良恶性的判断，但了解病灶的起源和性质需要免疫组化来帮助。

如果是女性患者肠道的病变，其诊断相对男性患者而言，会复杂一点，应当注意与妇科疾病的鉴别诊断。

病例 3. 青年女性，反复下腹部隐痛数年，生理期明显。外院肠镜发现有乙状结肠溃疡，但活检阴性。在笔者所在医院再次行肠镜检查，发现直乙交界处隆起性病变，其表面凹陷糜烂（图 4-36），初步诊断怀疑为子宫内膜异位。

但是 EUS 发现局部肠壁不规则增厚，呈低回声团块状，黏膜下层也不完整（图 4-37），与常见的子宫内膜异位表现不一致。

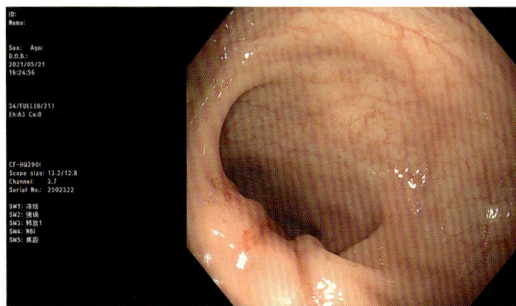

图 4-36　肠镜下见直乙交界处溃疡

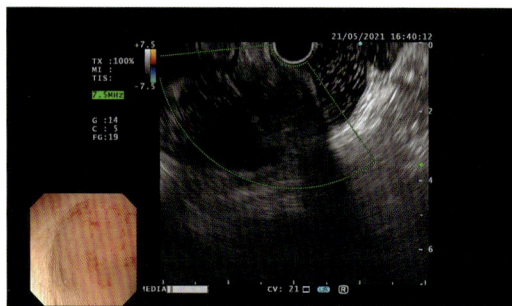

图 4-37　EUS 见肠壁增厚

22G FNA 穿刺针穿刺增厚的肠壁，涂片见成团的核异型细胞，胞浆丰富（图 4-38，10×40），最终诊断为结肠黏液腺癌。

我们可以将此病例与子宫内膜异位症的患者对照一下。

病例 4. 青年女性，同样表现为反复的下腹隐痛，生理期明显，肠镜发现直肠隆起，其表面黏膜光滑（图 4-39）。

超声小探头扫查，发现病变主要位于固有肌层，呈"Y"形，肠壁层次也断裂，与前述的肠道恶性病变难以鉴别（图 4-40）。但子宫内膜的异位组织大多由腹腔内向肠壁"侵袭"生长而来，即自外向内，所以病变大多位于肠壁的固有肌层，并在肌层下潜行。属于比较典型的病变，内部还有无回声的腺体囊腔存在。据文献报道，MRI 较 CT 在诊断方面更有优势。本例患者要求手术治疗，最终病理为子宫内膜异位。

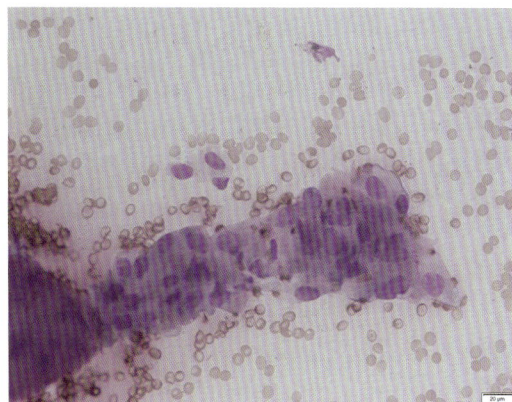

图 4-38　穿刺涂片见核异型细胞

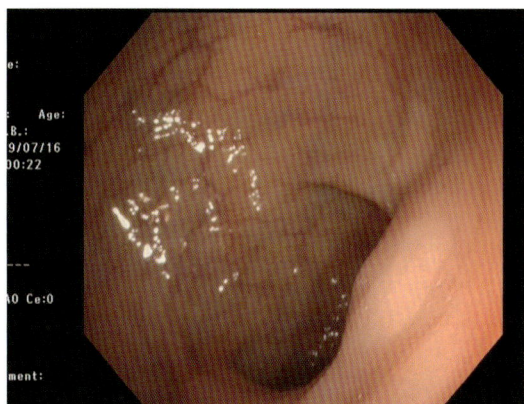

图 4-39 肠镜见直肠隆起

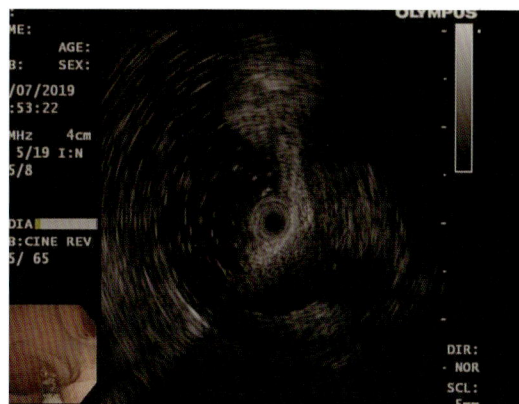

图 4-40 EUS 见固有肌层 "Y" 形增厚

病例 5. 右肾上腺病变。中年女性，因乏力纳差、颜面水肿行 CT 检查，发现右肾上方肿物入院。EUS 于球部扫查，可见右肾上腺肿大，其旁有低回声占位（图 4-41）。

多普勒超声扫查显示病变血供并不丰富（图 4-42），不太像富血供的神经内分泌肿瘤。

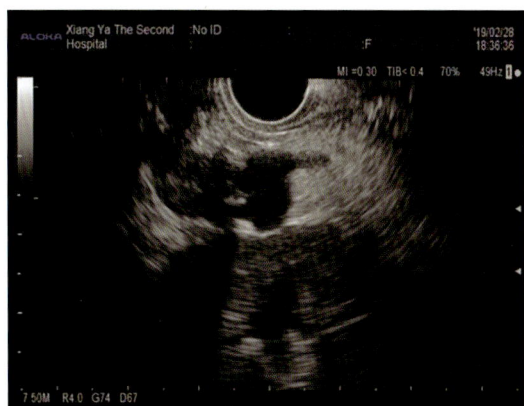

图 4-41 EUS 见肾上腺肿大及肿物

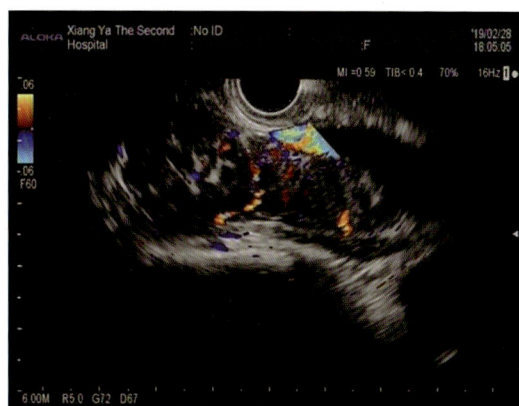

图 4-42 多普勒超声扫查

EUS 引导下 25G FNA 针穿刺右肾上腺病变。镜下见散在胞浆特别丰富的细胞，与红细胞比较，细胞为大细胞，核小而圆，偏心分布，也有部分胞核较大（图 4-43，10×10）。

高倍镜下见核仁也特别明显。此患者最终诊断为肾上腺腺瘤。大家可以看到与一般的腺癌不同，其细胞浆特别丰富，内有小的空泡。核膜较规则，核染色质粗糙（图 4-44，10×40）。

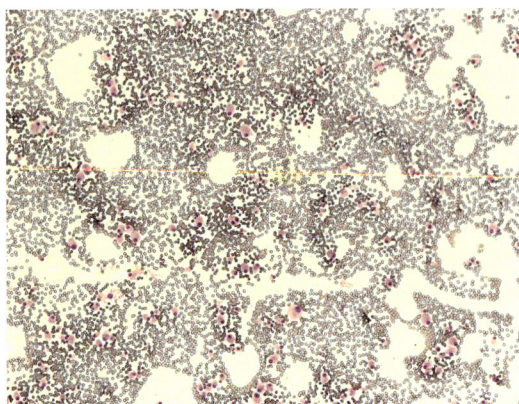

图 4-43 低倍镜见散在单个细胞

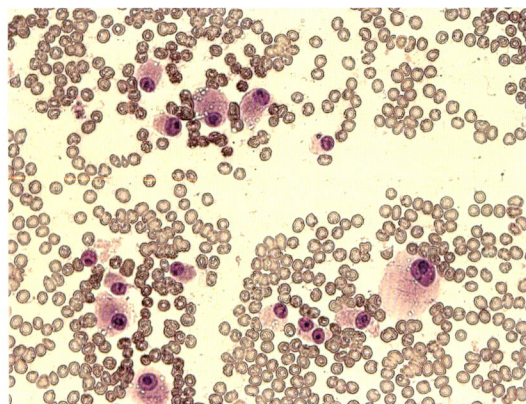

图 4-44 高倍镜见细胞浆内空泡

病例 6. 盆腔病变。老年男性，腹胀 1 个月入院。患者 1 个月前因腹胀于当地医院就诊，CT 发现腹水，大网膜稍增厚，怀疑结核，但结核相关检查均阴性。腹水当中找到癌细胞，但原发灶不明，胃肠镜均无阳性发现。笔者所在医院 PET-CT 发现直肠膀胱窝之间有高代谢团块影，EUS 也发现了这一肿物（图 4-45）。

22G FNA 穿刺针穿刺病变，高倍镜下见大量散在或成团类圆形细胞，胞浆丰富，核仁明显（图 4-46，10×40）。免疫组化确诊为间皮瘤，考虑患者为腹膜原发肿瘤导致的脱落种植。

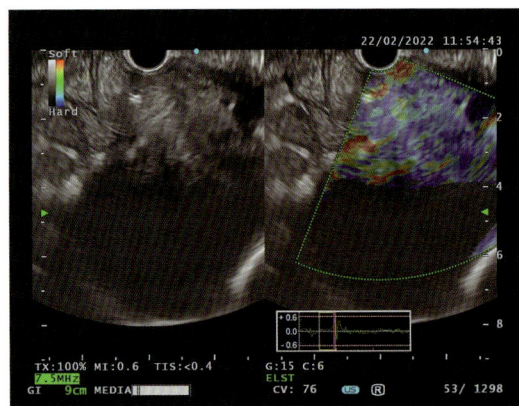

图 4-45 EUS 见直肠膀胱窝肿物

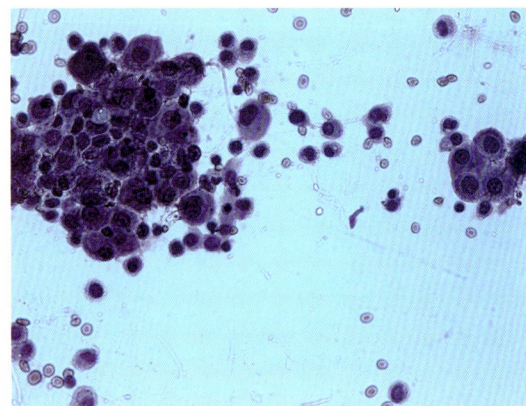

图 4-46 穿刺涂片见异型细胞泡

三、肿大的淋巴结

淋巴结肿大的病理主要为 3 种类型：炎症坏死、原发的肿瘤（如淋巴瘤）及转移癌。

1. 炎症坏死

病例 1. 男性，腹痛 1 个月，CT 发现肝门部肿物，近尾状叶（图 4-47），外院初步诊断为肝癌，拟行手术治疗。

EUS 发现病变靠近胃壁，呈低回声团块影（图 4-48）。

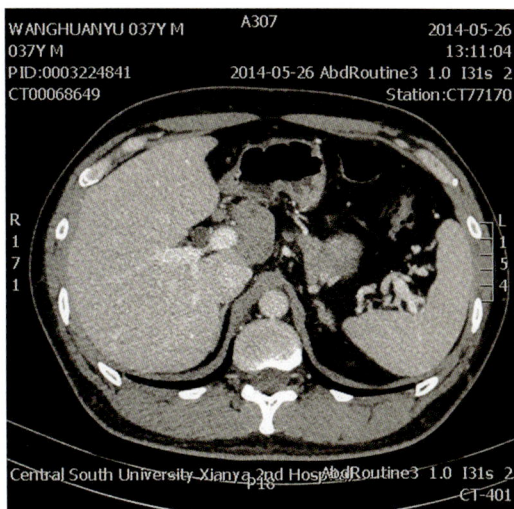

图 4-47　CT 见肝门部肿物

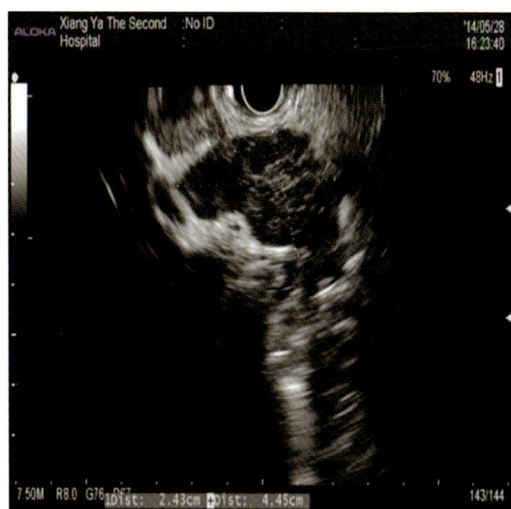

图 4-48　EUS 下病变呈低回声

22G 穿刺针穿刺病变，肉眼可见为白色"豆腐渣"样物质，低倍镜镜下见大量坏死细胞（图 4-49，10×4）。

转到高倍镜下可见炎性细胞，未见明显肿瘤细胞（图 4-50，10×40）。

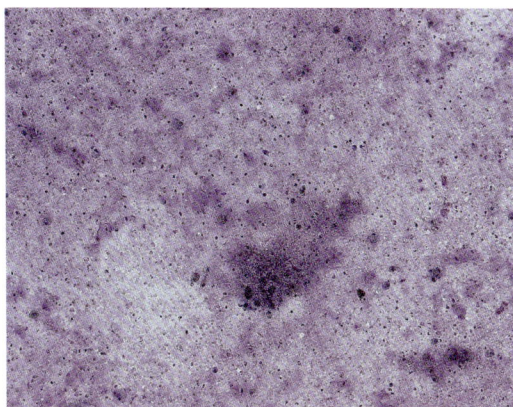

图 4-49　低倍镜下见坏死

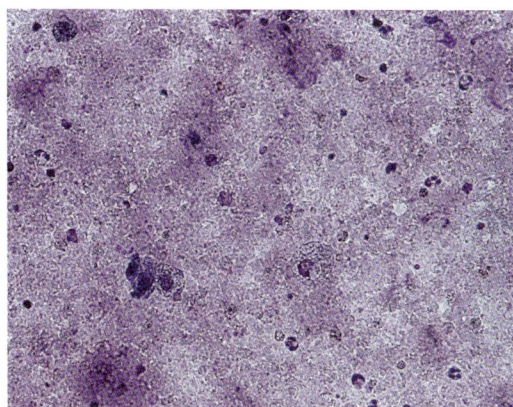

图 4-50　高倍镜下见炎症细胞

结核 PCR 阳性（图 4-51），诊断为淋巴结结核。

检测项目：结核杆菌检测

检测方法：荧光定量 PCR

检测结果：结合杆菌阳性

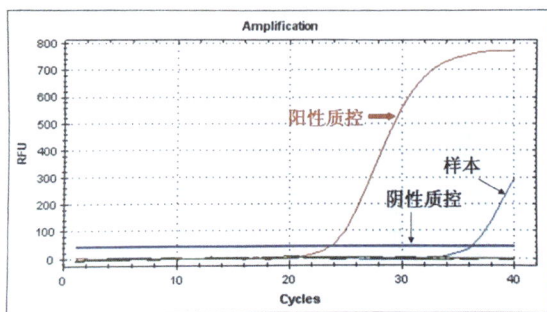

图 4-51　穿刺标本 PCR

病例 2. 一长程发热的患者，外院治疗后效果欠佳，转来我院，抗结核治疗后 1 周仍发热。PET-CT 发现肝门及胰腺周围多发肿大淋巴结（图 4-52），拟穿刺肝门淋巴结。但 EUS 扫查过程中，发现肝门部淋巴结较小，且超声造影后均匀强化，考虑为炎性淋巴结。继续扫查，发现最大淋巴结位于纵隔。该淋巴结融合成团，超声造影无增强（图 4-53），提示病变为乏血供，可能是坏死性病变，也可能是乏血供的肿瘤。穿刺物肉眼所见为黑色的"煤渣"样物，现场病理镜下也是大量的坏死，结合患者的职业有粉尘暴露史，考虑为尘肺的淋巴结坏死。

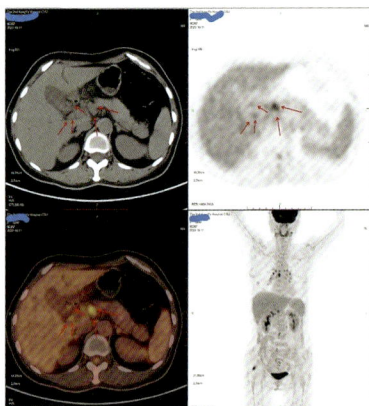

图 4-52　PET-CT 所见

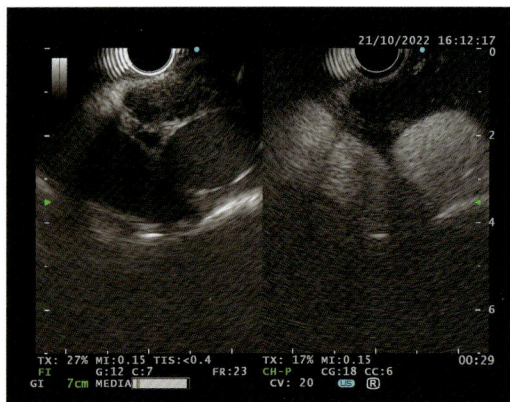

图 4-53　超声造影

坏死的涂片表现都相似，不管是位于胰腺还是淋巴结，都是散在无结构的破碎点状物及变形的红细胞、炎症细胞。该例病变的最终确诊，也依赖结核 PCR 而诊断为淋巴结结核（图 4-54）。

标本名称：

临床诊断：

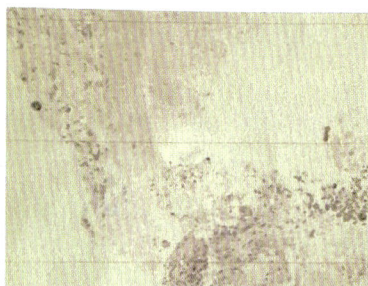 

HE×100　　　　　　　　　　　HE×100

病理诊断：

（纵隔淋巴结）碎组织，共米粒大小。

镜下见纤维组织及淋巴组织，灶性有坏死，结核PCR（+），符合结核。

特殊染色： AB(−)，PAS(−)，TB(−)。
免疫组化： CK（−），P40（−），TTF-1（−），Vim（+），CD20（小灶+），CD3（局灶+），CD21（−），CD68（灶+），Ki-67（5%+），P53（20%+，提示野生型）。

图 4-54　病理结果

除了碎屑状的坏死外，淋巴结穿刺时偶尔在大片的坏死中可见成团的肉芽肿结节，中央为坏死，周边为增生的上皮细胞或朗汉斯多核巨细胞（图 4-55，10×40）。原因可能是结核感染，也有可能是真菌感染或结节病。

2. 淋巴瘤

淋巴结来源的淋巴瘤细胞形态多样，与其类型有关，不会局限于小细胞淋巴瘤，可以是大细胞肿瘤或大小细胞混杂。

病例 1. 女性，43 岁，乏力纳差数月。EUS 下发现胰头旁肿大淋巴结（图 4-56），采用 22G FNA 穿刺针穿刺。

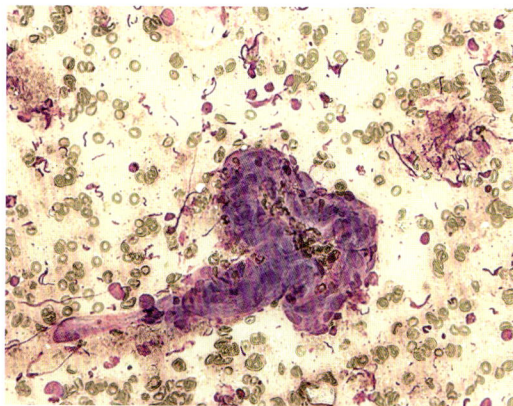

图 4-55　肉芽肿结节

中倍镜（图4-57，10×10）和高倍镜下（图4-58，10×40）见散在不成团分布的圆形细胞，大部分细胞核与红细胞相差不大或稍大，部分胞核明显增大为红细胞的2~3倍大。这些细胞胞浆少，均为淋巴瘤细胞，细胞形态与神经内分泌肿瘤不同。淋巴瘤细胞往往较脆弱，此例患者涂片中的"拉丝"现象为涂片时拉扯时的细胞核碎裂。

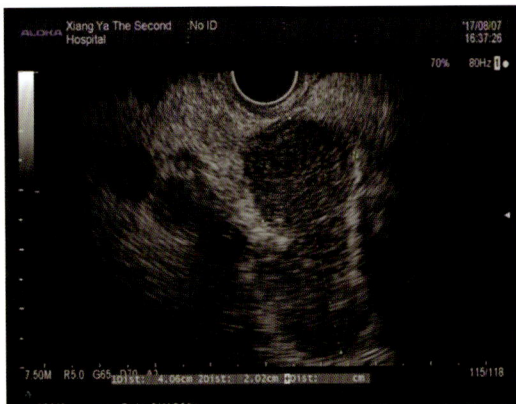

图4-56　EUS见肿大淋巴结

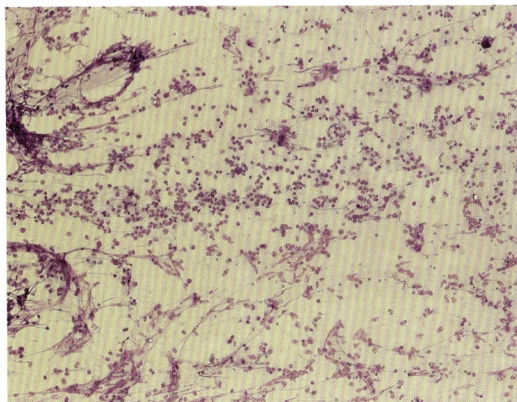

图4-57　涂片见散在淋巴细胞

图4-57右上方除了细胞碎裂外，背景中还有少量黏液。

图4-58为高倍镜下的淋巴瘤细胞。

病例2. 女性，长程低热乏力，脾脏发现有低回声占位病变，初步诊断为淋巴瘤。体表B超引导下穿刺阴性，转为EUS引导下穿刺。EUS下见病灶圆形，内部回声高低混杂，无明显血彩（图4-59）。

22G FNB穿刺针穿刺病变，见成团和散在的细胞，核大小不一（图4-60，10×40），细胞学表现与腺癌类似。

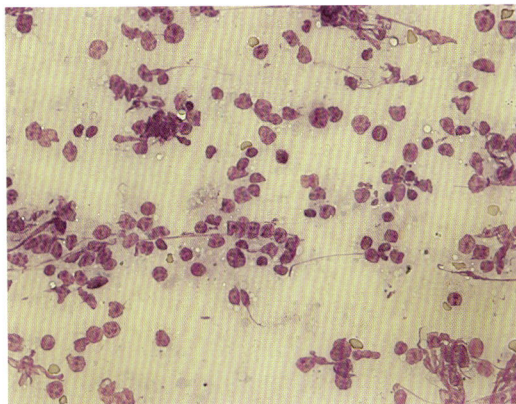

图4-58　高倍镜所见

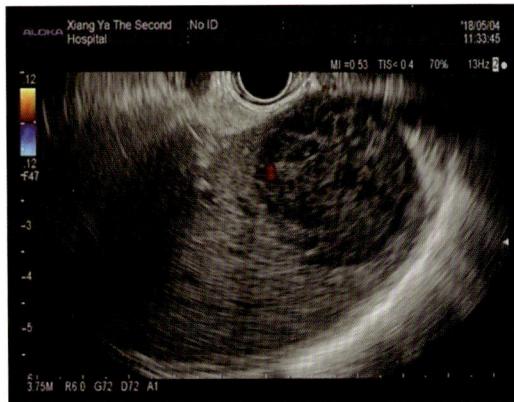

图4-59　EUS见脾脏病变

另一视野（图4-61，10×40）见散在的小细胞，核圆形，浆少，考虑为分化差的淋巴瘤，免疫组化诊断为非霍奇金淋巴瘤。

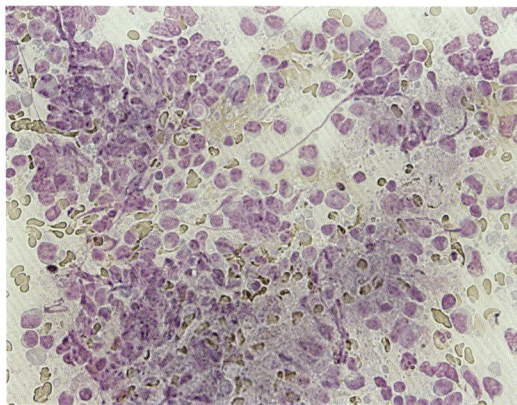

图4-60 涂片见成团和散在的小细胞

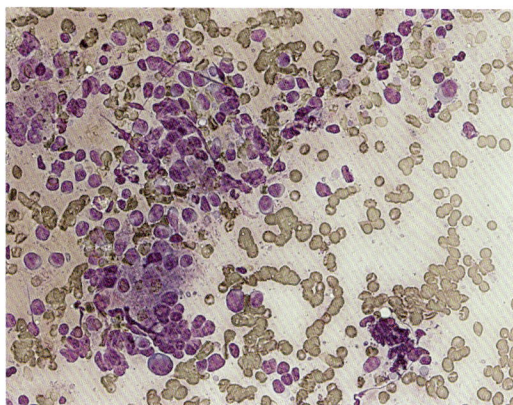

图4-61 另一视野的小圆形细胞

3. 转移癌

笔者在临床工作中，遇见的淋巴结的转移癌多数为腺癌，细胞学特征与前一章节提及的各部位腺癌表现相似，在此不再赘述。需要注意的是，穿刺纵隔肿物或淋巴结时，某些肺部原发或转移的肿瘤与一般的腺癌形态不太相似，诊断要注意鉴别。

病例. 中年女性，咳嗽数月入院。EUS见纵隔内肿大、低回声淋巴结（图4-62）。22G FNA针穿刺见成团和散在的有核小细胞，细胞形态较均一，类似于"燕麦"样，散在的大细胞为正常间质细胞，该病例确诊为转移的小细胞肺癌（图4-63，10×40）。

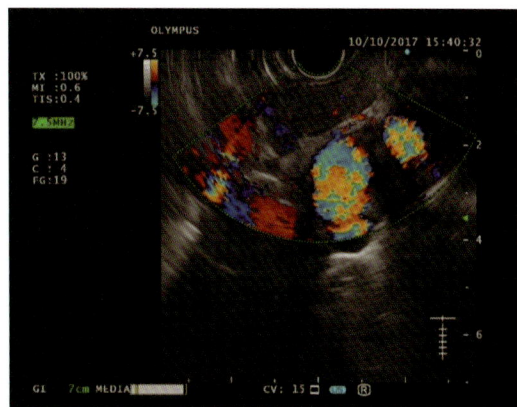

图4-62 EUS见纵隔淋巴结肿大

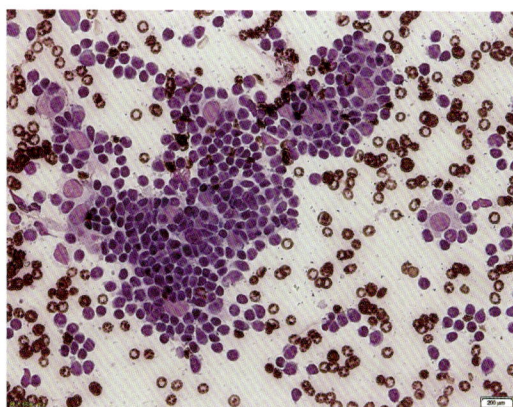

图4-63 涂片见"燕麦"样细胞

第五章 涂片背景中的污染及涂片质量控制

一、背景中的污染

涂片的污染最常见的为背景中的红细胞。其他常见的污染包括：①消化道上皮的混杂；②黏液；③坏死。

（一）消化道上皮的混杂

1. **鳞状上皮**：污染来自食道上皮，多见于经食道穿刺纵隔病变时。有时因为插镜的原因，鳞状上皮会附着于超声内镜镜头端带入胃内，穿刺胰腺时可能会出现胃上皮和鳞状上皮同时存在的情况。极少见的情况是由于胰腺导管上皮的鳞状上皮化生，见于慢性胰腺炎。还有比较罕见的胰腺腺鳞癌，此种病变穿刺时难以遇见。

鳞状上皮细胞形态大小一致，核小而居中，胞浆丰富。细胞可散在或成团存在。中倍镜下观察可见散在的单个鳞状上皮细胞（图5-1，10×10）。

高倍镜下观察（图5-2，10×40），可见细胞大小均一，为大细胞。细胞胞浆丰富，胞核小而圆，居中，大小较一致。

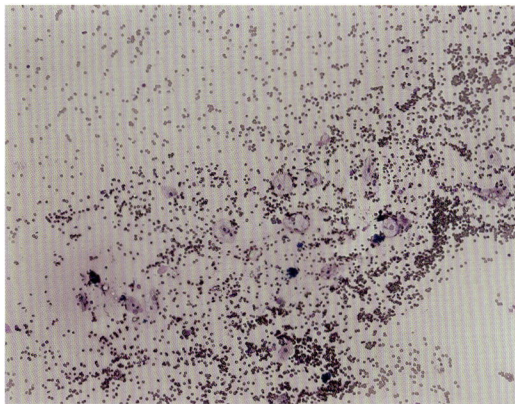

图 5-1　散在的鳞状上皮

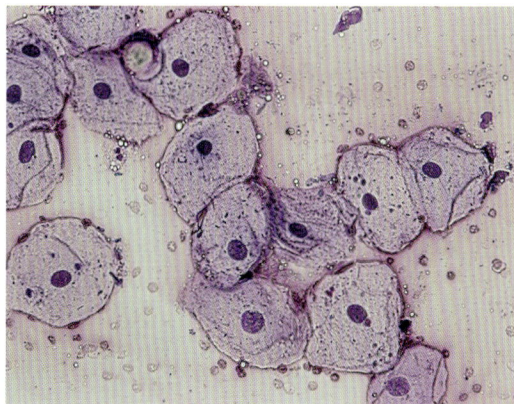

图 5-2　放大观察鳞状上皮

正常鳞状上皮（右上方）与食道的鳞癌相对照，可见癌细胞的核浆比明显增大，核异型明显，核深染（图5-3，10×40）。

2. 胃上皮：污染主要见于经胃穿刺胰腺体部、尾部等处的病变。或经胃穿刺腹膜后淋巴结、左肾、脾脏等处病变时，穿刺针针道经过胃壁可能带来胃上皮的污染。

胃上皮细胞常成团存在，由于是柱状上皮，涂片时表现为倾斜的细胞团，在细胞学上常表现为"渔网"状的片状细胞团，细胞核形态大小均匀，排列于细胞的底部。上方的胞浆聚集成"网状"结构（图5-4，10×10）。

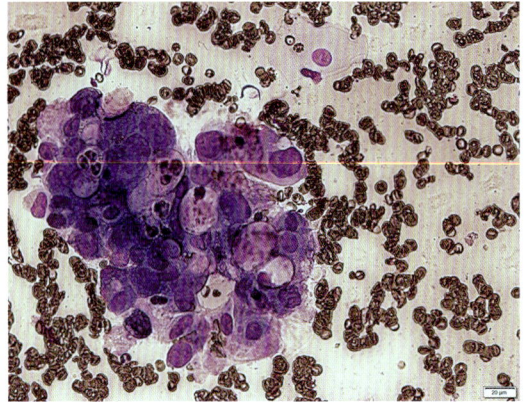

图5-3　鳞癌与鳞状上皮对比

高倍镜下见"渔网"状结构更明显，"网状"结构由各个细胞的胞浆构成，胞浆丰富。而形态大小均匀一致的细胞核位于细胞的底部，图5-5中为排列在细胞团的周边（10×40）。有时在边缘可见到三角形的壁细胞，核较大，不要误认为是肿瘤细胞。

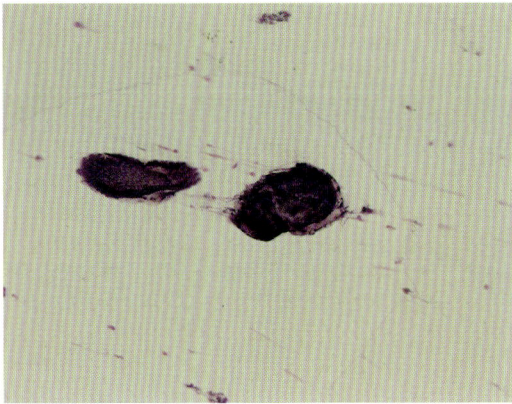

图5-4　中倍镜下的胃上皮细胞团

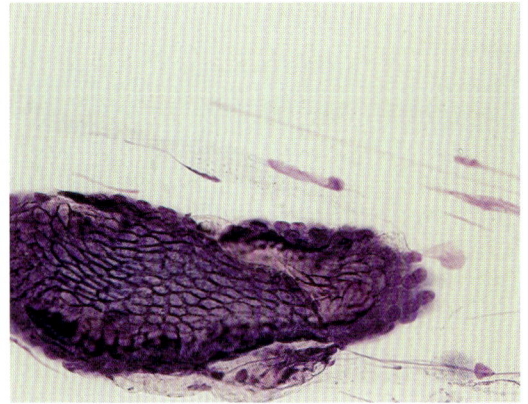

图5-5　高倍镜下的胃上皮细胞团

图5-6为胃癌直视下活检的直接抹片（10×10），可见上半部分散在的或小团的胃癌细胞，涂片下半部分为大片成团的"渔网状"相对正常的胃上皮细胞。

转到高倍镜视野，可见胃癌细胞和前面章节提到的腺癌细胞形态类似（图5-7，10×40）。但胃内常有炎症存在，细胞会存在反应性增大，胞核也会增大，因此对胃肠道的现场病理下结论时应注意。

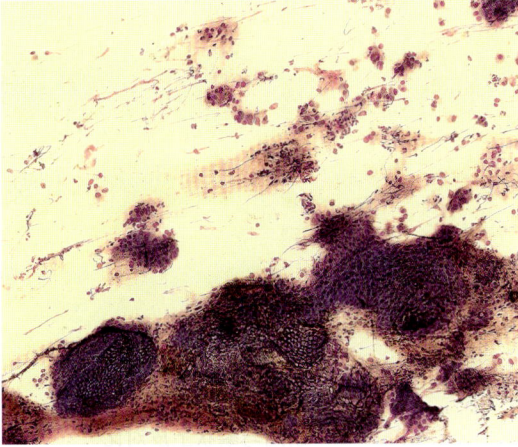

图 5-6　胃癌细胞与正常上皮细胞对比

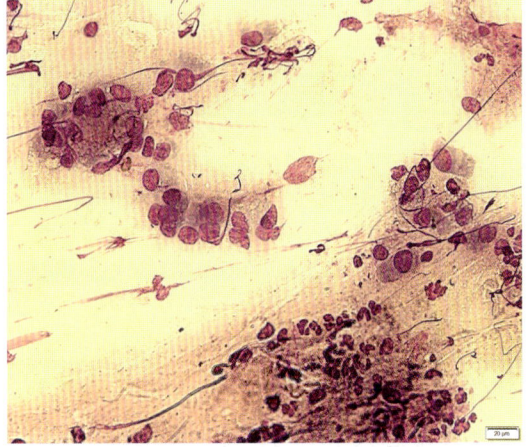

图 5-7　高倍镜下的胃癌细胞

涂片时背景中的另一个干扰就是气泡的存在。如图 5-8 的胃上皮（10×10），背景中大量的红细胞，胃上皮周边可见很多白色的圆圈，为涂片时产生的气泡。气泡需要与细胞浆中的空泡相鉴别。气泡往往大小不一，位于细胞的周边。细胞浆中的空泡则位于细胞浆当中，空泡大小较均匀一致或相差不大，比较好鉴别。

图 5-8 图片转到高倍镜下观察，可见胃上皮和气泡的对比（图 5-9，10×40）。

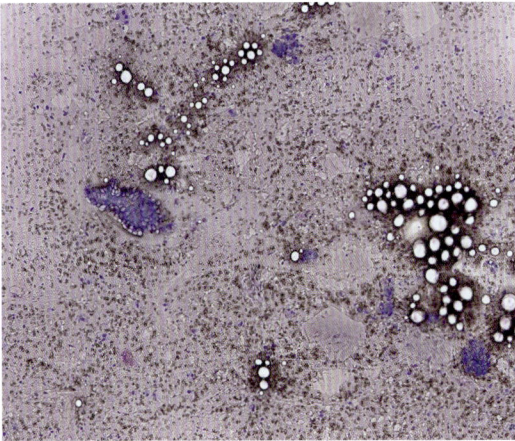

图 5-8　涂片背景中的气泡

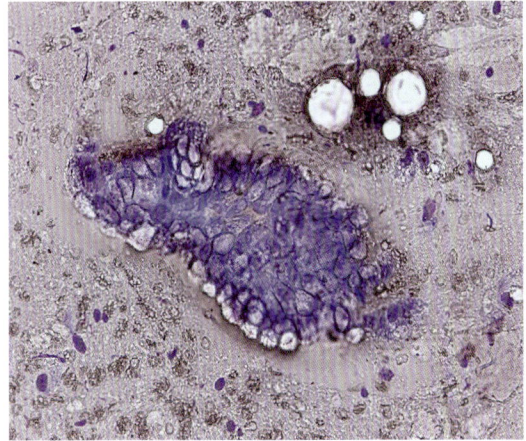

图 5-9　高倍镜下的胃上皮与气泡

图 5-10（10×10）、图 5-11（10×40）两图中央为两团展开平铺的胃上皮，细胞浆丰富，胞核小而圆，大小均一，大多居中。在经胃穿刺胰腺时，与胰腺的黏液性肿瘤很难鉴别，其形态学很相似。

71

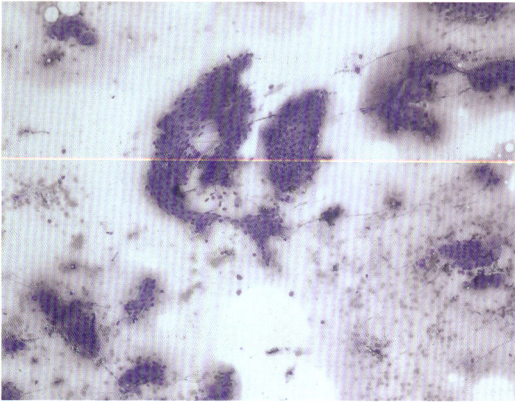

图 5-10　中倍镜下的正常胃上皮

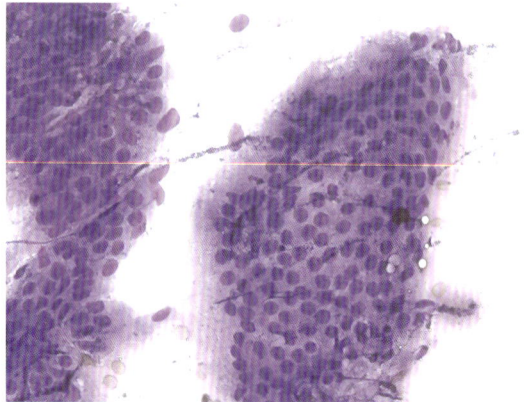

图 5-11　高倍镜下的正常胃上皮

经胃穿刺肝脏的转移灶时，涂片上除了会有胃上皮的混杂外，还会有正常肝细胞的混杂，需要特别注意，写病理申请单时应注明，以提醒病理医生，避免混淆。如图 5-12（10×10）所示，中倍镜下可见中央的肝细胞和边缘的胃上皮。肝细胞核圆形，中等大小，位于细胞中央，胞浆比较丰富。

转到高倍镜下观察肝细胞，可见肝细胞大致呈"六边形"，细胞核大小一致，圆形，位于细胞的中央，胞浆丰富（图 5-13，10×40）。可以与肝细胞癌对比一下，如下例病变。

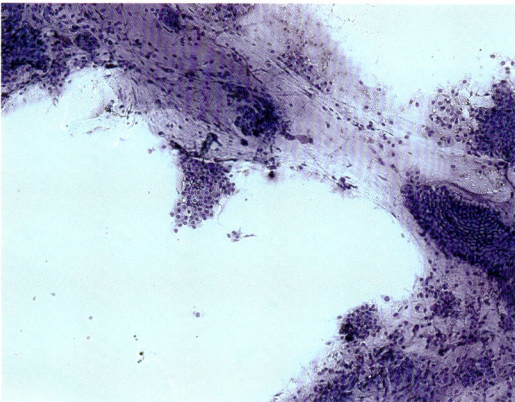

图 5-12　肝细胞与胃上皮细胞

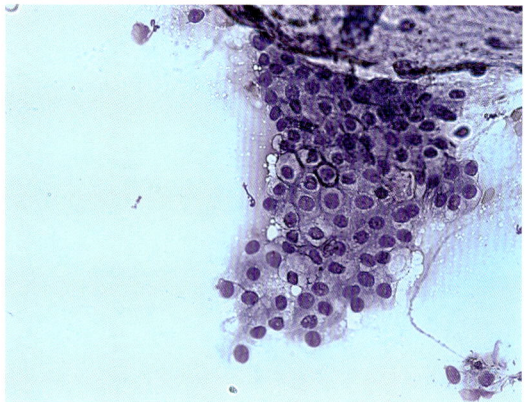

图 5-13　高倍镜下的肝细胞团

肝尾状叶肿块 22G FNA 针穿刺，中倍镜下见成团的有核细胞，排列紊乱，重叠拥挤（图 5-14，10×10）。

转到高倍镜下见细胞大小不一，胞核深染，可见明显的核仁和核内粗糙的染色质（图 5-15，10×40）。

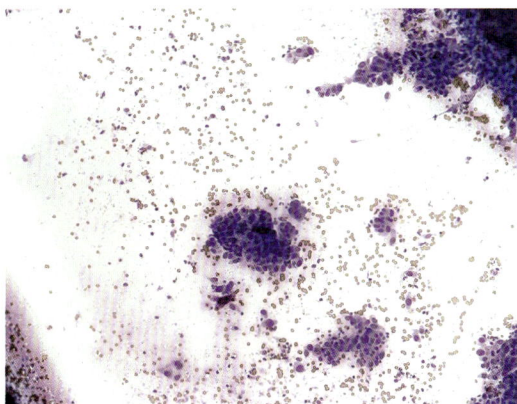

图 5-14　中倍镜下的肝细胞癌

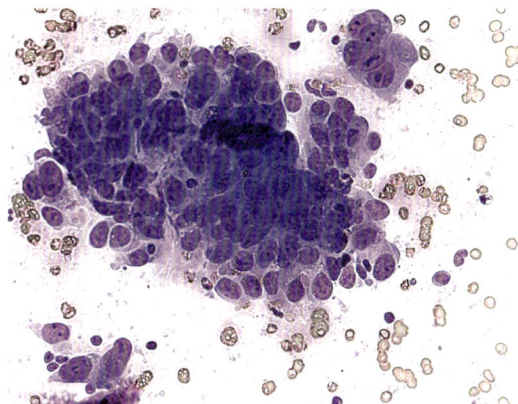

图 5-15　高倍镜下的肝细胞癌

3. 十二指肠上皮

背景中的十二指肠上皮，主要见于经十二指肠球部、降段穿刺胰腺头部及钩突时带入的混杂。十二指肠上皮细胞排列为二维状，形态大小均一。细胞核形态大小较均匀，有时和正常的胰腺导管上皮很难鉴别。但十二指肠上皮有一个明显的特点，由于其含有杯状细胞，杯状细胞在 Diff-Quik 染色液中不能染色，涂片上呈现为白色的空泡状结构，以此可以与胰腺导管上皮相鉴别。

病例．男性，71 岁，反复胰腺炎发作。EUS 发现胰头低回声占位（图 5-16）。

22G FNA 穿刺针经降段穿刺病变，低倍镜下（图 5-17，10×4）找到成团的有核细胞。

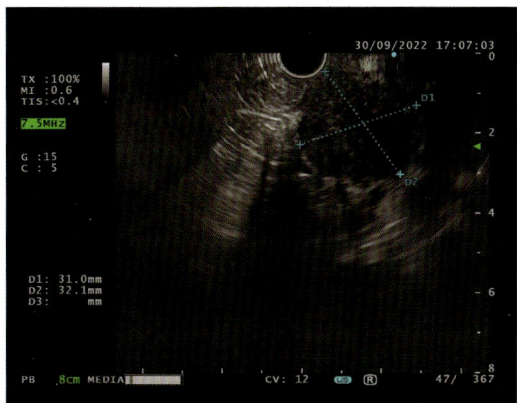

图 5-16　EUS 见胰头占位

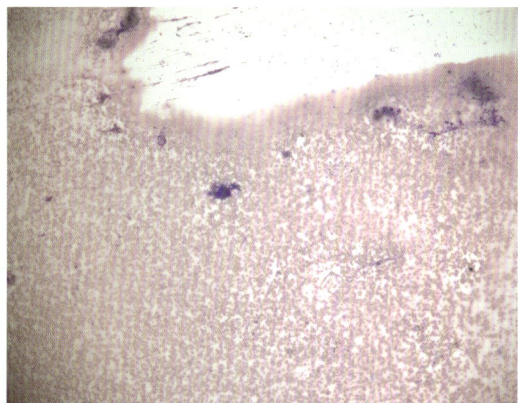

图 5-17　低倍镜所见

继续放大到高倍镜（图 5-18，10×40）下观察，可见细胞浆比较丰富，胞核偏心分布，大小较一致，异型性比较小；胞核与红细胞比较。尺寸相差不大，为小细胞肿瘤。最终诊断为神经内分泌肿瘤。

73

图 5-19 为该患者涂片的另一视野（10×4），可见涂片左侧成团排列的、小的团块状肿瘤细胞及右侧大片状排列的十二指肠上皮。

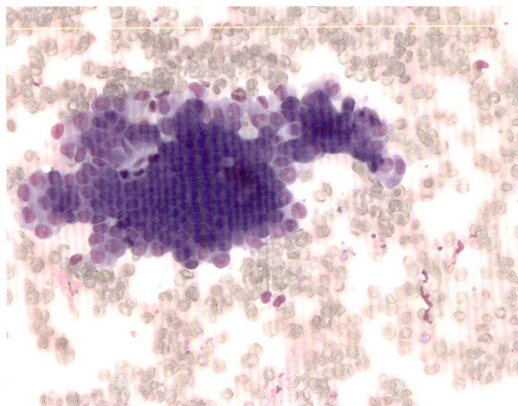

图 5-18　高倍镜所见

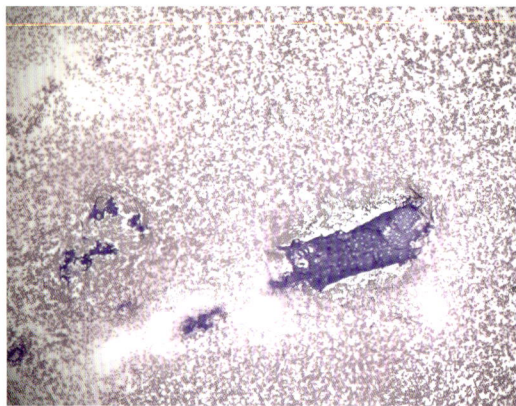

图 5-19　低倍镜所见十二指肠上皮

中倍镜下观察（图 5-20，10×10），可见细胞排列呈二维片状，排列比较整齐。细胞团的中间及右侧很多白色的"空泡"或不染区，此为十二指肠上皮的杯状细胞。图片的左下方为乳头样结构，以此可以和胰腺导管上皮相鉴别。

高倍镜下观察（图 5-21，10×40），可见不染区更明显，为杯状细胞，换用巴氏染色或 H&E 染色则可以染上。

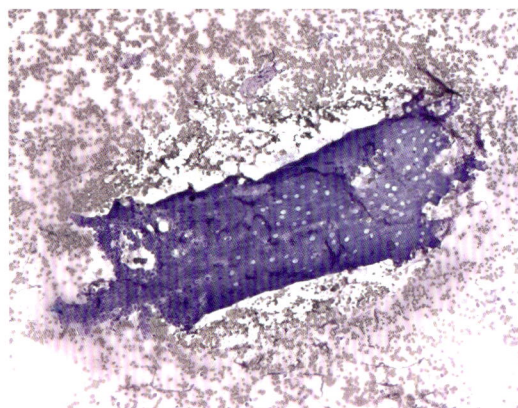

图 5-20　中倍镜所见

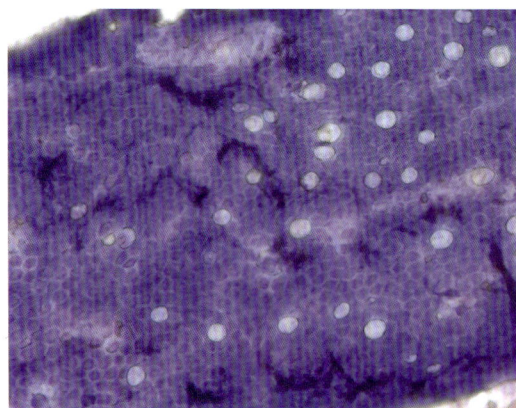

图 5-21　高倍镜下不染区更明显

这点也可以与正常的胰腺导管上皮相鉴别，胰腺导管上皮通常没有杯状细胞。也可以与前述的空气水泡相鉴别，水泡较圆，大小不一。细胞团中的其余细胞形态大小一致，细胞核大小也较一致，排列整齐，方向也较一致，为正常的十二指肠黏膜上皮细胞。

（二）黏液

背景中的黏液来自两个方面，一是消化道黏膜本身的黏液，二是囊性病变中的囊液。

图5-22所示为镜下的云雾状、淡粉红色的黏液及散在的有核细胞和红细胞（10×10）。

高倍镜下的淡粉红色黏液呈"絮状"或"拉丝"状，背景中可见散在的红细胞及有核细胞（图5-23，10×40）。

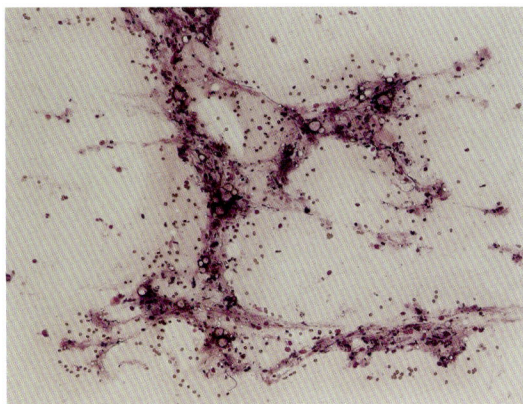

图5-22 中倍镜下的黏液

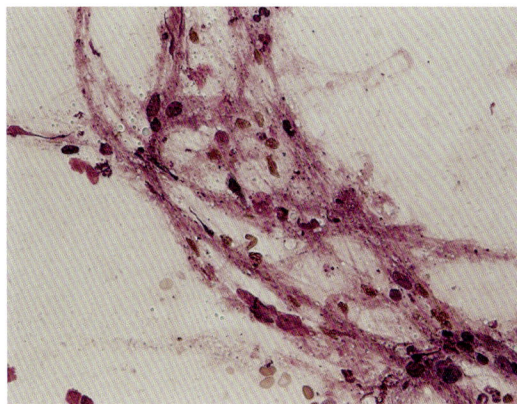

图5-23 高倍镜下的黏液

另一个高倍镜视野下的黏液成团状或"云雾"状。下方的红细胞和有核细胞难以观察（图5-24，10×40）。此种情况下需警惕黏液中的癌细胞，继续观察寻找，在黏液中发现了恶性细胞。这种情况主要见于囊性病变的实性部分穿刺时（图5-25，10×40）。

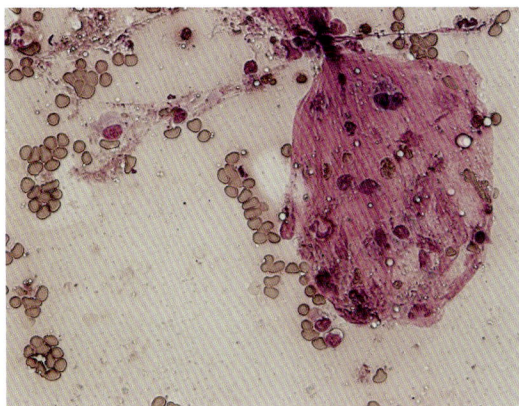

图5-24 黏液下的细胞难以观察

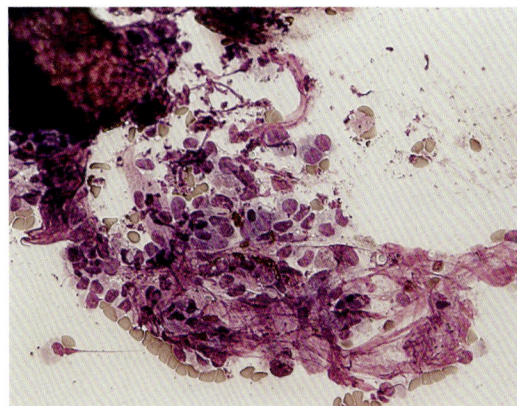

图5-25 黏液中的恶性细胞

（三）坏死

坏死的表现在前面章节已经描述过，此部分不再重复。

二、涂片的质量控制

涂片本身的质量会明显影响涂片的解读。主要问题包括涂片时太用力导致细胞破碎、涂片太厚导致无法观察、涂片细胞太少。

1. **太用力**：太用力时会导致细胞或细胞核的破碎或破裂，表现为细胞核的拉长或"拉丝"样改变，仅有部分细胞核完整，故难以判断细胞性质（图5-26，10×40）。

2. **涂片太厚**：涂片太厚导致细胞团重叠，无法清晰观察。其原因与制作涂片时，细胞没有推开或组织条切割得太粗有关。图5-27为组织条切割得太粗。用血水涂片时，如果血液太浓稠，涂片也常无法观察。

染色后看到的细胞团非常厚，细胞团边缘也无法观察（图5-28，10×10）。

另一个视野，显微镜下继续寻找，太粗的组织条导致该部分的涂片太厚，无法观察细胞，仅团块边缘可见细胞团（图5-29，10×10）。

进一步放大观察，可见三维、排列紊乱、细胞核大小不一的肿瘤细胞（图5-30，

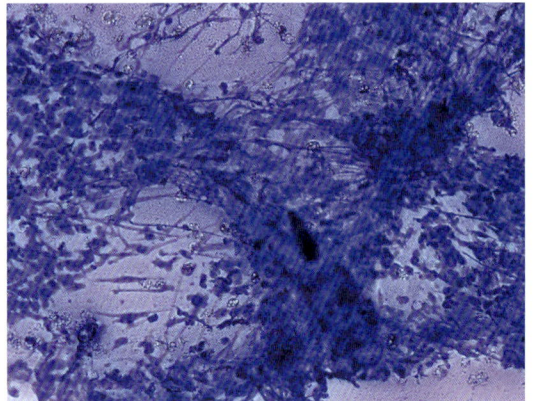

图5-26　细胞碎裂时的"拉丝样"改变

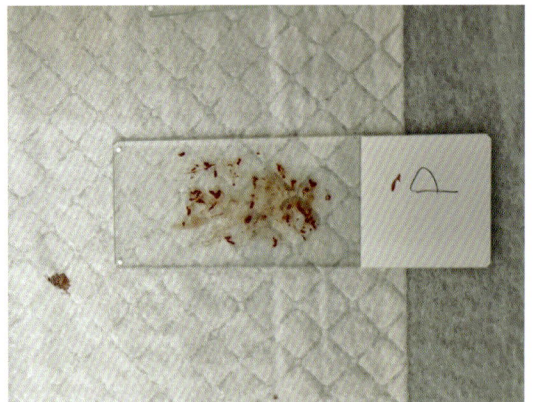

图5-27　涂片微切割时的颗粒太粗

10×40）。这样的涂片就比较耗费观察的时间，应当避免。

图5-31为细胞团太厚未推开和肿瘤细胞团的对比。左上深紫蓝色的团块，为太厚的未推开的细胞团，右边为肿瘤细胞团（10×40）。

3. **涂片细胞太少**：涂片细胞太少难以诊断，可能导致假阴性结果，与取材有关。一般来说，用血水涂片较实性标本涂片的假阴性率要高。建议涂片时尽量用实性标本涂片。涂片完成后，肉眼观察一下玻片，如果玻片上有颗粒状的实性部分，提示涂片的阳性率可能较高。

如图5-32所示，浏览整张玻片的全部视野，仅有少数破碎的细胞，导致无法下诊断。

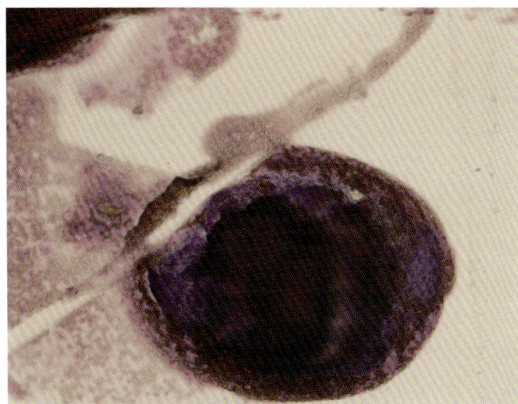

图 5-28　镜下见涂片太厚

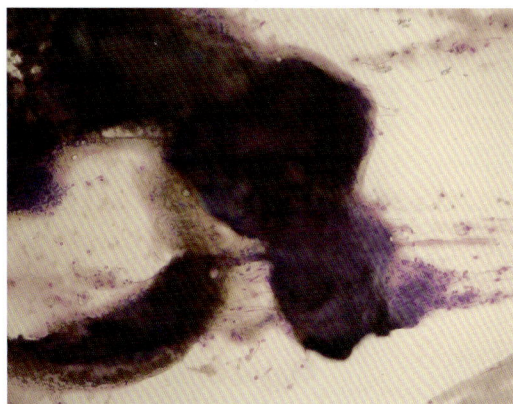

图 5-29　太厚的细胞团边缘可见异型细胞

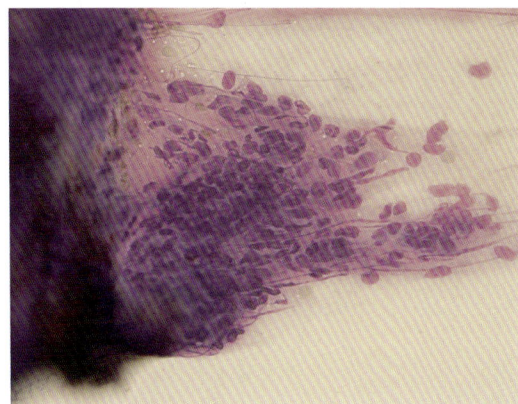

图 5-30　高倍镜下的异型细胞

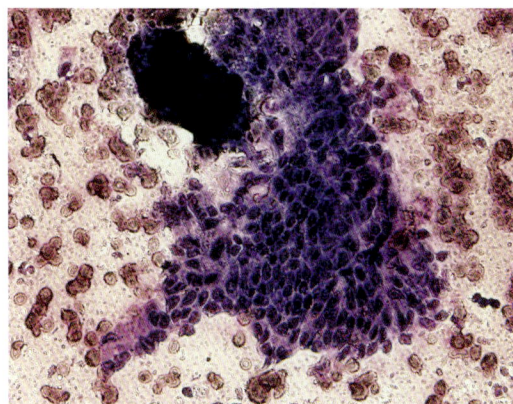

图 5-31　涂片太厚与肿瘤细胞对比

此时可以往玻片的片尾部分去寻找，常在片尾部分可能会有阳性发现。

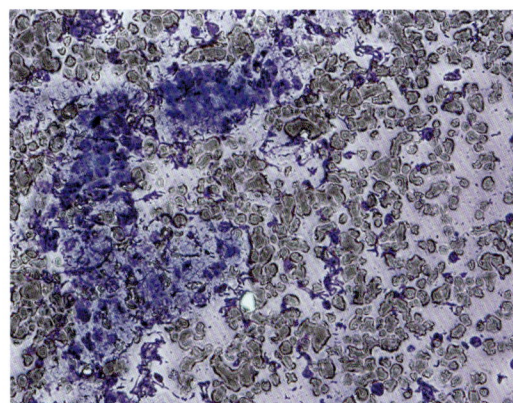

图 5-32　破碎的细胞

第六章　快速病理小测验

本章主要提供几个典型病例，供大家检验学习效果使用，建议在学习完前面的章节后再阅读。

病例 1. 肝胃之间的实性肿物穿刺。高倍镜（图6-1，10×40）可见大量成团或散在的细胞，胞核呈"短棒"状或"梭形"。细胞核形态特征更明显，胞浆丰富。最可能的诊断是什么？

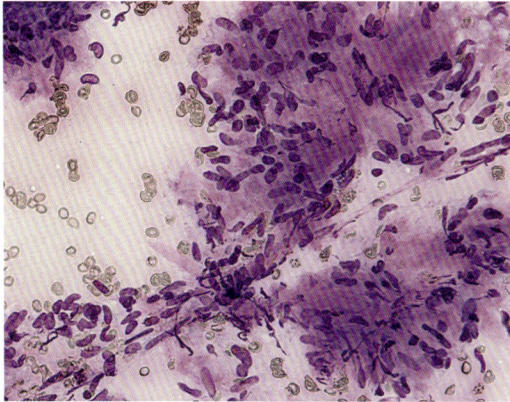

图6-1　高倍镜所见细胞

病例 2. 图片中（图6-2，10×10）除了背景中的红细胞，主要是何种细胞？

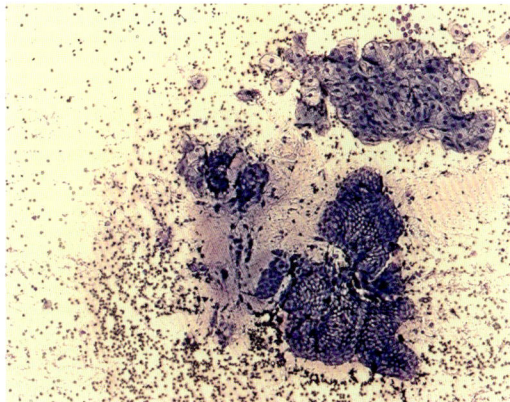

图6-2　中倍镜所见细胞

病例3. 胰腺囊实性肿物穿刺涂片，图片中（图6-3，10×10）最可能的诊断是什么？

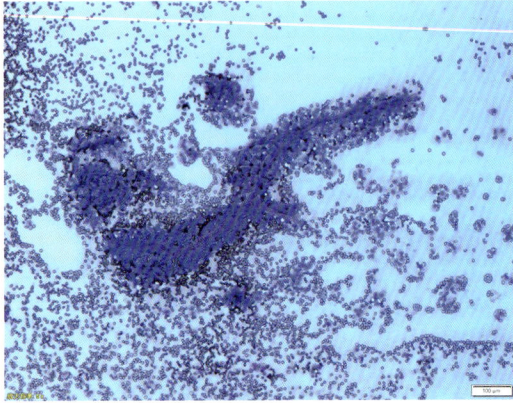

图6-3　胰腺囊性肿物穿刺涂片

病例4. 图片中（图6-4，10×10）成团的结构最可能是什么组织？

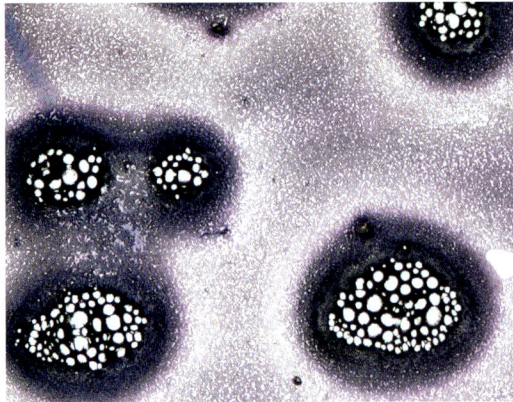

图6-4　中倍镜所见

病例5. 盆腔肿物经直肠穿刺，中倍镜和高倍镜下如图6-5、图6-6所示，最可能的诊断是什么？

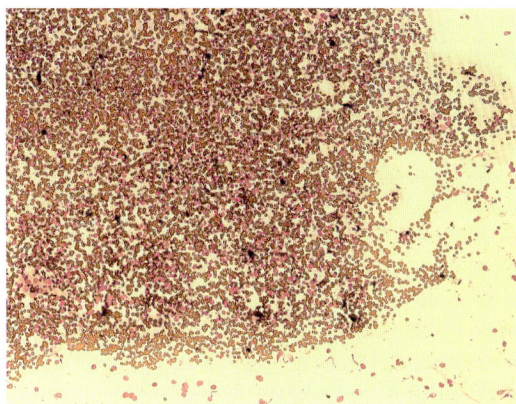

图 6-5　中倍镜所见

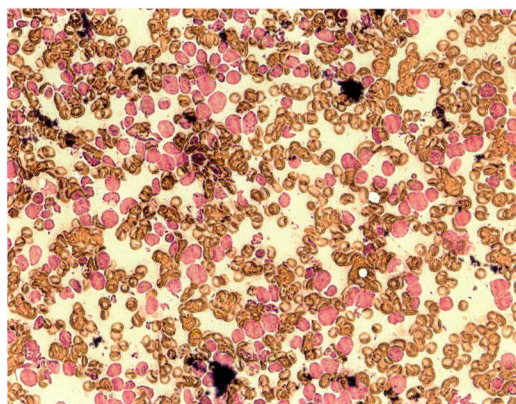

图 6-6　高倍镜所见

病例 6.胰腺囊性病变穿刺，中倍镜和高倍镜下如图 6-7、图 6-8 所示，最可能的诊断是什么？

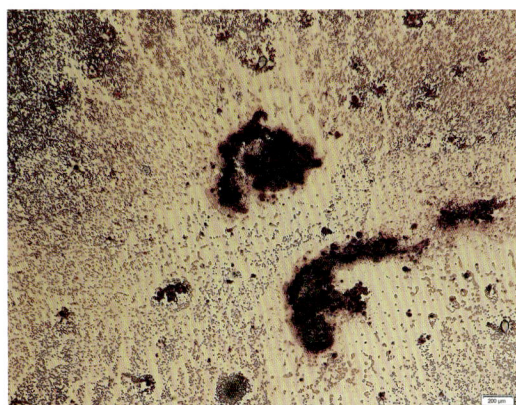

图 6-7　低倍镜所见

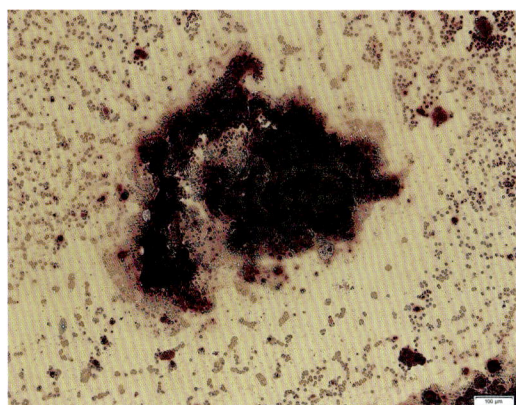

图 6-8　中倍镜所见

答案

病例 1.梭形核细胞肿瘤，间质瘤可能性大。需要免疫组化进一步确诊。

病例 2.可见上方的成团鳞状上皮和下方的胃上皮。

病例 3.实性假乳头状瘤。

病例 4.非组织，气泡。

病例 5.淋巴瘤。

病例 6.坏死。

参考文献

[1] Al–Abbadi M A. *Basics of cytology*[J]. Avicenna J Med, 2011. 1(1): p. 18–28.

[2] Eloubeidi M A, Tamhane A, Jhala N, et al. *Agreement between rapid onsite and final cytologic interpretations of EUS–guided FNA specimens: implications for the endosonographer and patient management*[J]. Am J Gastroenterol, 2006. 101(12): p. 2841–2847.

[3] Db N. *Cancer Cell Nucleus: An Insight*[J]. *Journal* of Molecular Biomarkers & Diagnosis, 2017. 8(s2).

[4] Fischer A H, Zhao C, Li Q k, et al. *The cytologic criteria of malignancy*[J]. J Cell Biochem, 2010. 110(4): p. 795–811.

[5] Archibugi L, Mariani A, Ciambriello B, et al. *High sensitivity of ROSE–supported ERCP–guided brushing for biliary strictures*[J]. Endosc Int Open, 2021. 9(3): p. E363–E370.

[6] Hocke M, Topalidis T, Braden B, et al. *"Clinical" cytology for endoscopists: A practical guide*[J]. Endosc Ultrasound, 2017. 6(2): p. 83–89.

[7] Hooper K, J M Tracht, I A Eldin–Eltoum. *Cytologic criteria to reduce error in EUS–FNA of solid pseudopapillary neoplasms of the pancreas*[J]. J Am Soc Cytopathol, 2017. 6(6): p. 228–235.

[8] Machado R S, Richa R, Callegari F, et al. *Instant messenger smartphone application for endosonographer/ cytopathologist real–time interaction at a distance in EUS–FNA for solid pancreatic lesions*[J]. Endoscopy International Open, 2019. 07(08): p. E1027–E1030.

[9] Varadarajulu S, Holt B A, Bang J Y, et al. *Training endosonographers in cytopathology: improving the results of EUS–guided FNA*[J]. Gastrointest Endosc, 2015. 81(1): p. 104–110.

[10] van Riet P A, Quispel R, Cahen D L, et al. *Optimizing cytological specimens of EUS–FNA of solid pancreatic lesions: A pilot study to the effect of a smear preparation training for endoscopy personnel on sample quality and accuracy*[J]. Diagn Cytopathol, 2021. 49(2): p. 295–302.

[11] Tamura T, Itonaga M, Nuta J, et al. *Rapid On–Site Evaluation by Endosonographers during Endoscopic Ultrasonography–Guided Fine–Needle Aspiration for Diagnosis of Gastrointestinal Stromal Tumors*[J]. Clin Endosc, 2017. 50(4): p. 372–378.

[12] Xu H, Qian X, Wang H. *Practical Cytopathology Frequently Asked Questions*[J]. Practical Anatomic Pathology, ed. F.L.X.J. Yang. 2020: Springer Nature Switzerland AG.

[13] de Moura D, Mccarty T R, Jirapinyo P, et al. *Evaluation of endoscopic ultrasound fine–needle aspiration versus fine–needle biopsy and impact of rapid on–site evaluation for pancreatic masses*[J]. Endosc Int Open, 2020. 8(6): p. E738–E747.

[14] Misra S, Saran R K, Srivastava S, et al. *Utility of cytomorphology in distinguishing solid pseudopapillary neoplasm of pancreas from pancreatic neuroendocrine tumor with emphasis on nuclear folds and nuclear grooves*[J]. Diagn Cytopathol, 2019. 47(6): p. 531–540.

[15] Syed Z Ali, Yener S Erozan, Ralph H Hruban. *Atlas of Pancreatic Cytopathology*：*With Histopathologic Correlations*[M]. 2009, New York: Demos Medical Publishing.

[16] Hayashi T, Ishiwatari H, Yoshida M, et al. *Rapid on–site evaluation by endosonographer during endoscopic ultrasound–guided fine needle aspiration for pancreatic solid masses*[J]. J Gastroenterol Hepatol, 2013. 28(4): p. 656–663.